若杉ばあちゃんの よもぎの力

若杉友子著

PARCO出版

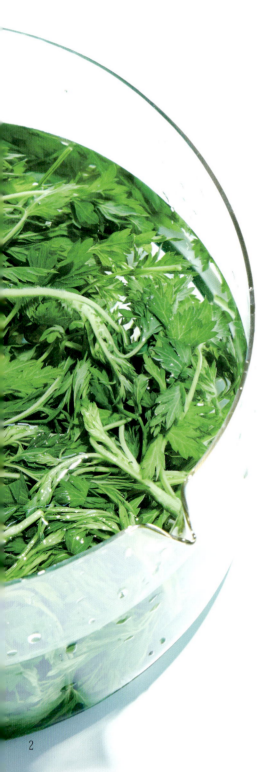

はじめに

　最近、若い人の間で外国のハーブを食べることや、ハーブ療法が人気で、ワークショップもされていますが、この国には古くよりたくさんの薬草が身の回りにあるのに、それを摘んで料理や手当てに使われていないことが、もったいなくて残念でなりません。

　また、講演で全国を訪ねていると、時期はずれの野草を採って食べていたり、せっかくの野草に白砂糖をたっぷりかけて酵素ジュースを作ったり、アクを抜かずに生で食べたり、ばあちゃんからしてみたら自殺行為とも思えることをしている人がたくさんいて、ビックリしています。

　この本では多くの野草、薬草の中から、最も身近で効果効能が群を抜いているよもぎに焦点を当ててみました。よもぎは浄血、造血、止血に働き、かゆみや痛み、炎症を抑え、体を芯から温め、美肌効果もあるんですよ。

　日本には「温故知新」といって、古きをたずね、新しきを知るという精神の教えがあります。

　よもぎを使って元気になる料理やお茶、そして昔からの民間療法や家庭療法を日々の生活に取り入れてもらえたら本望です。

　　　　　　　　　　　ばあちゃん

若杉ばあちゃんのよもぎの力　CONTENTS

はじめに..........2
よもぎは医草、薬草、万病の薬..........8

よもぎ入門

見分け方を知ろう..........16
摘んでいい時期・ダメな時期..........18
摘んでいい場所・ダメな場所..........20
摘み方を覚えよう..........22
摘んだらお掃除..........23
アク抜きが大事！..........24

よもぎを食す

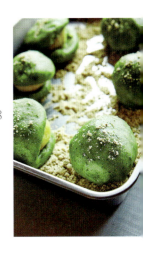

あんことみたらしのよもぎ串だんご..........28
　あんこ／みたらしあん..........31
芋あんよもぎもち..........32
よもぎの回転焼き..........34
よもぎの蒸しまんじゅう..........36
　切り干し大根の煮もの..........38
　ひじきの煮もの..........39
よもぎ入りそばまんじゅう..........40
よもぎかりんとう..........42
よもぎの生八つ橋..........44
よもぎ粉入りクレープ2種..........46
よもぎ粉の白玉だんご..........48

よもぎの天ぷら……… 50
よもぎの天ぷらそば……… 52
よもぎのごま豆腐……… 54
よもぎとあさりの酒蒸し……… 56
よもぎとあさりのスープ……… 57
よもぎとわかめの混ぜごはん……… 58
　三分づき米ごはん……… 59
手打ちよもぎうどん……… 60
きつねよもぎうどん……… 62
よもぎのチヂミ……… 64

よもぎのあえもの6種……… 66
　よもぎとわかめの
　　しょうがじょうゆあえ……… 68
　よもぎの練りごまあえ……… 68
　よもぎの磯のりあえ……… 69
　よもぎとにんじんの酢みそあえ……… 70
　よもぎの磯辺あえ……… 71
　よもぎのごまあえ3種……… 72

干しよもぎのおひたし……… 74
　干しよもぎ……… 75
よもぎのしょうゆ炒め……… 76
よもぎの甘辛煮……… 76
よもぎの炒め煮……… 77
よもぎのペペロンチーノ……… 78

よもぎのみそ汁3種
　よもぎと里芋のみそ汁……… 80
　よもぎと大根のみそ汁……… 81
　よもぎと豆腐、油揚げのみそ汁……… 82

　だしのとり方……… 83

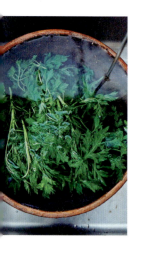

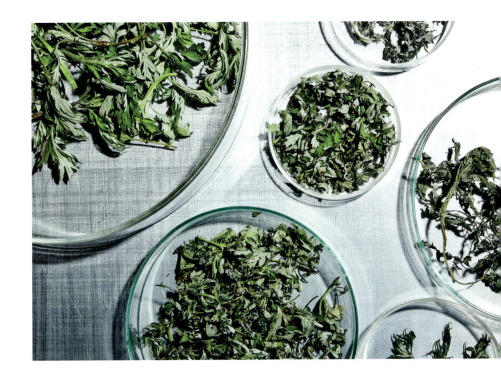

よもぎもち入りみそ汁…………84
よもぎもちの甘辛焼き…………85
よもぎのふりかけ…………86
よもぎ茶…………88
　　よもぎ茶1（生葉を乾燥）…………90
　　よもぎ茶2（アク抜きして乾燥）…………91
よもぎの種茶…………92
かわらよもぎ茶…………93
よもぎ酒…………94
よもぎ粉の抹茶風…………96

よもぎで癒す

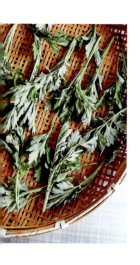

よもぎのしぼり汁…………98
よもぎのお風呂…………100
　乾燥よもぎ…………100
よもぎの腰湯…………102
よもぎの足湯…………104
　梅しょう番茶／しょうが油…………105
よもぎの葉っぱ湿布1
　（手でもむ）…………106
よもぎの葉っぱ湿布2
　（すりつぶす）…………108
よもぎの葉っぱ湿布3
　（すりつぶしてガーゼで包む）…………109
よもぎの帽子…………110
よもぎの生葉の枕…………111
よもぎの生葉のふとん…………111
乾燥よもぎの枕…………112
よもぎいぶし…………113
塩入りよもぎ茶1
　（目の手当て）…………114
塩入りよもぎ茶2
　（鼻の手当て）…………115
よもぎチンキ…………116
みそ灸…………118

よもぎで暮らす

よもぎの煎じ汁染め……… 120
乾燥よもぎで衣類の防虫……… 121
乾燥よもぎで米の防虫……… 122
乾燥よもぎで部屋の消臭……… 123

オススメの調味料と調理器具……… 124
よもぎの生葉の入手について……… 126
食材と調理器具の購入案内……… 127

調理を始める前に

本書の分量表記は下記に則っています。
・大さじ 1 ……15 ㎖
・小さじ 1 …… 5 ㎖
・1 カップ……200 ㎖
・ひとつまみ……指 3 本
・少々……指 2 本

※万が一、よもぎでアレルギーが出た場合は使用を中止してください。

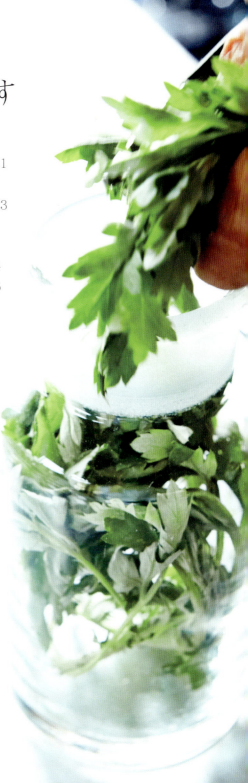

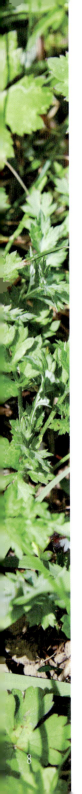

よもぎは
医草、薬草、万病の薬

日本では昔から
自然療法に使われてきた

　この日本を愛し、各地でがんばっておられるみなさん、こんにちは。
　日本は春夏秋冬の美しい四季があり、春になると自然界に端境期(はざかいき)がきます。冬から春にかけて旬の野菜がだんだん少なくなりますが、道端や野原、土手や畑にたくさんの草々の生命が生まれ、あたり一面が美しい緑のじゅうたんになります。と同時に、生きとし生けるものたちの命の躍動と誕生は始まっています。
　立春が過ぎ桃の花が咲くと、昔のお母さんたちは幼い子らを野外に連れ出して、よもぎの草を摘みながら食べる道、生きる道を教えてきました。そして、この風習がやがて日本の風物詩となり、子々孫々へ伝わりました。
　戦後物資のない貧しい時代にあっても、子を思う親心はとても強かったから、子どもと一緒にだんごを作り、神仏に供えて、子どもたちにはおなかいっぱい食べさせていました。子どもたちの心は親の愛情に満たされて育ち、その親の後ろ姿を見て、戦後の子どもたちは強くたくましく育ったのです。

昔からよもぎは特別な草であり、万能薬であることを、多くの人が知っていました。けがをすると、よもぎの生葉をたくさん採ってきて、両手で力いっぱいもみ、よもぎから汁が出てきたら、傷口の上に貼りつけて、首に巻いていた手ぬぐいでしばり、アッという間に救急手当てが終わると、すぐに血と痛みが止まるので、けがをした事も忘れ、ケロッとしたものです。

　医者もおらず、病院も救急車もなかった時代、自然療法で簡単に、素早く対処してしまう昔の人の判断力、行動力はすごいものでした。

　戦後、日本人のおなかに寄生虫が発生したときは、よもぎの生葉を摘んで、すり鉢ですりつぶし、よもぎの汁を盃一杯飲ませたものでした。しばらくすると、便と一緒に回虫が排泄されるので、よもぎの威力には驚くばかりでした。ばあちゃんも、その体験者の一人です。

　このように、よもぎの汁には止血をしたり、殺菌をしたり、菌の繁殖を抑える野生の強力なパワーがあり、私たちの先祖はこの身近な野草を使って自然療法を子孫たちに教えてきたのです。

よもぎの栄養と滋養は
すごい！

　よもぎは日本中どこにでも生えている、最もポピュラーで知らない人がいないほど万人に親しまれてきた薬草です。野生のよもぎは繁殖力と耐寒性のある多年草で、荒地でもたくましく自生しています。

　また、よもぎの成分には、葉緑素、食物繊維、酵素、鉄分、ミネラル、カルシウム、ナトリウム、マグネシウム、ビタミンＡ、ビタミンＢ、ビタミンＣなど、たくさん含まれており、

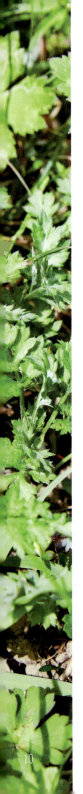

栄養や滋養はすごいものがあります。

　このことに気づいた人からぜひ、春はよもぎを摘んで料理やお茶、お手当てに活用しましょう！　よもぎには貧血、冷え、皮膚のトラブル、子宮の病気にも効果が期待できます（P100〜105参照）。

世界中で古くから活用されてきたよもぎ

　よもぎの名前の由来には、よもぎがよく燃えることから「善燃草（よもぎ）」という説や、四方に地下茎を伸ばして繁殖することから「四方草（よもぎ）」という説などがあります。万葉集では、「蓬（よもぎ）」と詠まれていることからも、日本では大変古くから活用されてきたことがうかがえます。

　西洋や東洋においても、よもぎは薬用として尊ばれていました。フランスではよもぎの草を「エルプ・ロワイヤル（王の草）」と呼んでいたそうです。中国では、古来「医草」と呼ばれ、漢方では「艾葉（がいよう）」といって、冷え性の改善や出血を止める生薬として、外用・内服ともに用いられてきました。お隣の韓国では、「薬草」「医草」として、今でも自然療法で盛んに使われています。古代インドやエジプトでも、自然療法で使われていたようです。

　日本の沖縄ではよもぎは「フーチバー」と呼ばれ、古くから「万病の薬」といわれていました。現在でも、スープや煮ものなどによもぎを入れて出す料理店があります。畑でも栽培されており、市場や朝市でも売られています。

　アイヌでは「地上に最初に生えた草」といわれて魔除けに使われており、「神の草」「霊草」として大切にされてきました。日本の他の地方でも、5月の端午（たんご）の節句によもぎを菖蒲で束ね、家の軒に挿す悪魔除け、悪魔払いとして伝わっています。

よもぎで治した実例は
おもしろいほどある

　私が全国の講演会でよもぎの話をしていると、お年寄りがやってきて、賛同してくれます。すっかり気が合って昔話に花が咲いていると、若い人たちが自然に集まり、いい雰囲気となります。

　私には多くの出会いがあり、よもぎに助けられた事例をたくさん聞いておりますので一部紹介しましょう。

　以前住んでいた京都府綾部市に、東京都三鷹市の自然食品店で働いていた若者を1年間受け入れたときのことです。山仕事で竹を切ってもらっていたときの突然の出来事でした。彼は不注意で手のひらの2/3をザックリと切ってしまいました。私はよもぎが生えているところに一目散に飛んで行き、生葉をむしりとって力いっぱい手でもみ、そして彼の手のひらにどっさりと置いて手ぬぐいでしばり、休ませたのです。

　救急車を呼んだところで病院に運ばれるには2時間近くかかるど田舎に住んでいたので、私がすべて処置をしました。

　彼はうちに来て一汁一菜の粗食をしていたので、開いた傷口は4、5日ほどでくっついていきました。

　そして、妹さんの結婚式があるため、東京まで運転して帰ったのです。再び私の家に運転して戻ってきたときには傷はかなりよくなっていました。彼の場合、おかずよりもしっかりごはんを食い込んで、いい塩梅の塩気をとっていたからです。毎年年賀状で近況を知らせてくれるのが、ばあちゃんの楽しみになっています。

　よもぎの手当てでアトピー性皮膚炎を克服した例も多いですが、なかでも症状がひどかったのが、綾部市に移住してきた家族の赤ちゃんです。両親が困りはてて相談にきたのですが、赤くただれた顔が痛々しく、湿疹は全身に広がっていました。

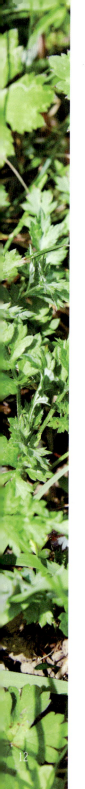

　一刻も早くと思い、よもぎのお風呂（P100）と食養の大切さを教えたところ、母乳を与えているお母さんは動物性たんぱく質の摂取をやめ、ごはんと具だくさんのみそ汁をしっかり食べて、乾燥よもぎを煮出したお風呂に赤ちゃんを入れるようになりました。

　すると、赤ちゃんの顔や体がみるみるきれいになっていき、両親はその効果の早さにびっくり。まわりでも評判になっていきました。

　この家族には今でもたまに会いますが、あのときの赤ちゃんはアトピーのかけらもなく、かわいい少年に成長しています。

　子宮口と痔（じ）の出血に苦しんでいた女性も、よもぎの生葉をすりつぶして作る湿布の手当てを教えたところ、あまりにも早く治ってしまい、「こんな日がくるとは思わなかった」と涙をポロポロ流して喜びました。

　私もそのときは、よもぎのもつ力にいささか驚かされましたが、よもぎによる実例はおもしろいほどたくさんあります。

よもぎには多くの効能があり抗がん作用もある

　野草はいろいろあるけれど、よもぎは「食べる・飲む」だけでなく、手当てに使えば次々と奇跡を起こすまさに日本のスーパーハーブです。

　最近、お医者さんと講演をご一緒する機会も多く、よもぎの薬効についてお話すると、先生方からも効能をいくつか教えてくれました。私が把握していたことと、先生方が話してくれたことをまとめると、以下のようになります。

「よもぎには造血作用がある」
「よもぎには汚れた血液を浄化する力がある」

「よもぎの止血効果はとても早い」
「よもぎは活性酸素を除去する力がある」
「よもぎにはリラックス効果と睡眠を促す効果がある」
「よもぎには抗菌作用や抗炎症作用がある」
「よもぎには美肌効果があり、皮膚炎の改善に役立つ」

　野生のよもぎは葉緑素や食物繊維がとても豊富で、それに含まれるクロロフィルが、赤血球の主要成分であるヘモグロビンの構造と似ていて、造血作用に働くのです。クロロフィルは、小腸の絨毛の奥に残留している有害物質を排出させ、血液をきれいにもしてくれます。

　このクロロフィルに含まれる有機ゲルマニウムは血流をよくして、酸素を体のすみずみまで送り届ける働きがあり、殺菌作用もあるので傷口の雑菌の繁殖を抑え、炎症も鎮める効果があります。そしてその効果が、皮膚のトラブル解消にも役立つのです。

　止血効果は、よもぎのもつ収れん性、つまり引き締める力、陽性の力が働きます。そして、活性酸素除去作用は、よもぎに含まれるポリフェノールの働きによるものです。

　リラックス効果をもたらすのは、よもぎの香り。シネオールという成分が自律神経を整え、さらにカリオフィレンという成分がストレスをやわらげてくれます。

　お医者さんはさらに、「元東京大学伝染病研究所の小島保彦博士は、『よもぎには抗がん作用がある』と、日本や海外に向けて、今から40年以上前に発表している」と教えてくれました。

　お医者さんがよもぎを絶賛してくれたのは意外でしたが、昔の事を伝えながら、この道をコツコツとやってきた甲斐がありました。ばあちゃんはこれからも、日本の先人先祖が我々に遺産として残してくれたものを、次世代に地道に伝えていこうと思います。

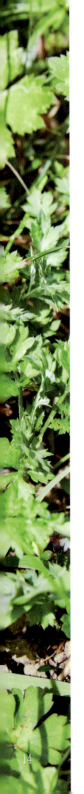

さあ、「よもぎ生活」を始めよう

　紀元前4世紀のギリシャの聖医、ヒポクラテスは、すごい言葉を残しています。

「あなたの薬をあなたの食物にし、あなたの食物をあなたの薬としなさい」

　いわゆる、中国の「医食同源」です。
　そして、中国にも上医、中医、下医という言葉があり、薬だけを使って治す医者は下医と呼ばれ、薬と食べものを使って治す医者は中医、食べものだけを使って治す医者を上医と呼び、国家に認められていたというのです。
　私たちの体には、一人一人生まれもった生命力、自然治癒力、免疫力が備わっています。生命力のある食物を食べてこそ、その意味をもつものです。
　読者のみなさま、日本のどこにでもある野生のよもぎを生かす生活に足を一歩踏み入れて、人生のスイッチを切り替えてみてはいかがでしょう。

陰陽とは？

・「陰」は左回転の遠心力のエネルギーで上昇性、拡散性、分裂などがあり、カリウムが多くて体を冷やし、ゆるめる働きがあります。
・「陽」は右回転の求心力のエネルギーで下降性、収縮性などがあり、ナトリウムが多くて体を温め、締める働きがあります。

※中国の漢方や中医学の陰陽の考え方とは異なり、桜沢如一（1893～1966年）が提唱した「無双原理」であり、宇宙をものさしにした陰陽論です。

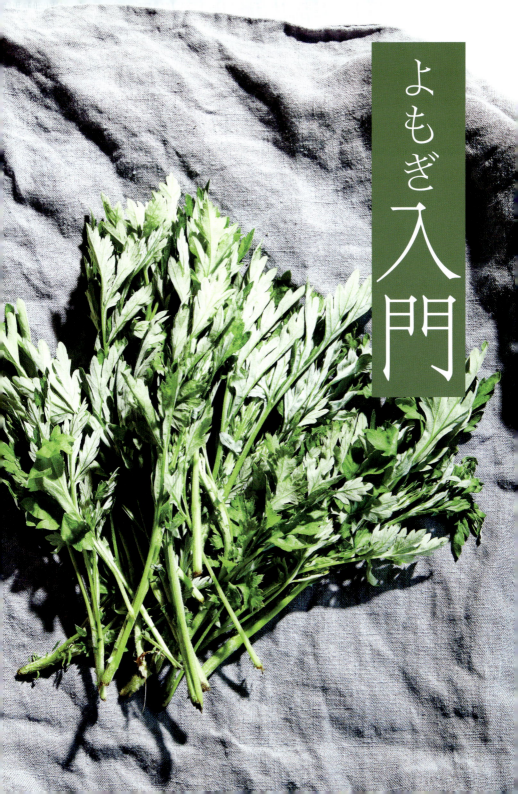

よもぎ入門

見分け方を知ろう

　よもぎを摘む段階で間違えてしまってはいけません。よもぎに似た植物もあるので、特徴をしっかりおさえて、正しいよもぎを摘みましょう。

葉の形は
ゆるいギザギザ

キク科独特のギザギザの葉ですが、鋭い形ではなく、少し丸みを帯びた切れ込みです。よもぎの品種は多く、地域によってさまざまなよもぎがあるので、多少形の違いはあります。

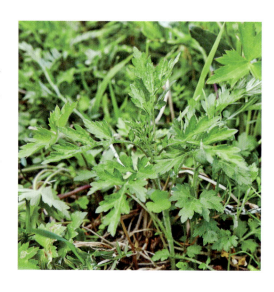

全体にうぶ毛が
生えている

葉の表側は光沢がなく、裏側は白く、うぶ毛でおおわれ、茎にもうぶ毛が生えています。

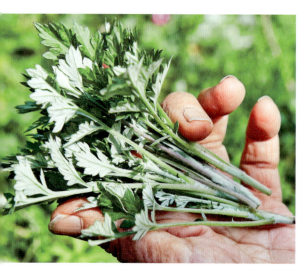

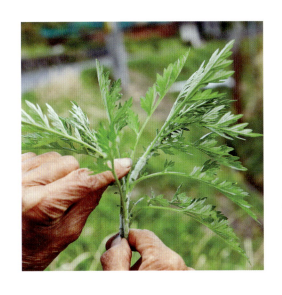

本物のよもぎは いい香りがする

よもぎもちでおなじみの独特の爽やかな香りがします。

白い茎と赤い茎の よもぎがある

白い茎のよもぎ（右）と赤紫の茎のよもぎ（左）がありますが、どちらも食用にできます。ただし、5月に入ってから天ぷらにする際、白い茎のほうはアクが強くて不向きです。

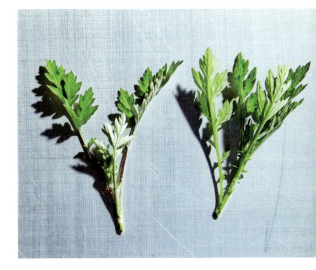

よもぎにそっくりな植物に注意！

オトコヨモギ、トリカブトなど、少しよもぎに似てはいますが、よく観察すると、葉の裏がツルツルしていて、よもぎ独特の香りがしないので、間違えないように注意しましょう。

摘んでいい時期・ダメな時期

　よもぎを食用にできるのは旬の春だけ。気温の上昇とともに強い日差しを浴びてアクがどんどん強くなり、苦みも増してきます。アクは陰性が強く、体に害を及ぼすので、大きくなったよもぎは摘んで食べないことです。

　成長具合で用途が違うので、大きさに合わせて示していきますが、摘んだあとや草刈りしたあとに伸びてきたよもぎはアクが強いので、右ページの大きさの目安を当てはめないでください。

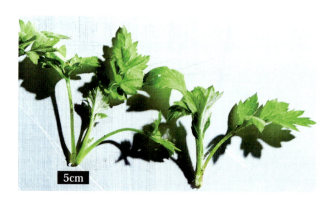

3月の新芽のよもぎはアクが少ない

　出始めたばかりの赤ちゃんよもぎは、アクがほとんどありません。芽吹いたばかりの小さなやわらかい新芽で、摘んですぐのものならねぎのように薬味として使えるため、そのままみそ汁や吸いもの、めん類に入れてみてください。写真の新芽は、塩なしでサッとゆでて水洗いし、刻んで同様に使いましょう。

5月以降のよもぎは手当てや暮らしに活用

　大きくなったよもぎは、干してお風呂や腰湯、足湯用にしましょう（P100～105）。切り傷や熱の手当てなどにも使えます。

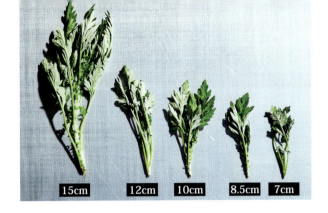

3月後半〜4月のよもぎは大きさで用途とアク抜きのし方を変える

　大きくなるに従い、アクが強くなって葉や茎がかたくなるので、使い方を変えていきます。食べるのは4月いっぱいまでとしておくのが安全ですが、寒い地域では5月にずれ込むので、大きさややわらかさで判断してください。必ず、一度も刈っていない場所のよもぎを摘むこと。

　成長具合でアク抜きのし方が変わるので、P24を参照してください。

7cmまで　　　塩ゆでして、各種料理に。
　　　　　　　お茶の場合は生葉を乾燥（P90）。
8.5cmくらい　塩ゆで後水にさらし、各種料理に。
　　　　　　　お茶の場合、アク抜きして乾燥（P91）。
10cmくらい　 塩ゆで後しょうゆ洗いをして、各種料理に。
　　　　　　　お茶の場合、アク抜きして乾燥（P91）。
12cmくらい　 上部のやわらかい部分だけ天ぷらにできる。
　　　　　　　灰を使ってアク抜き後、料理やお茶に。

15cm以上のよもぎは食用にしないこと。

秋の種つきのよもぎはお茶やお風呂にどんどん活用

　9月から11月にかけて、種のついたよもぎを見つけたら、干してお茶にしましょう（P92）。種つきのよもぎは、お風呂にも使えます。

摘んでいい場所・ダメな場所

　よもぎは河原や野原、道端といたるところに生えていますが、料理やお茶にしたり、お風呂などに使うものは、できるだけきれいな場所で摘みたいものです。よもぎを摘むのに向いている場所と向かない場所をまとめてみました。

人里離れた山の中

車や人が来ない山に自生しているよもぎを摘めたら、理想的です。ただし、野生動物など出没する危険な場所は避けること。山の持ち主に許可なく摘むのもやめましょう。

河原

国の直轄の河川では、水道原水の安全を守るために上水道取水口より上流区域での除草剤の使用を禁止しています。なので安全なエリアが多いですが、摘む前に市区町村の役所で確認するといいでしょう。草刈りをよくしている河川敷の場合、一度刈って伸びてきているよもぎは薬効が期待できません。

無農薬農家所有の田畑

無農薬農家さんの農業イベントや援農に参加し、許可をもらってから畑の脇や田んぼの畦に生えているよもぎを摘ませてもらいましょう。

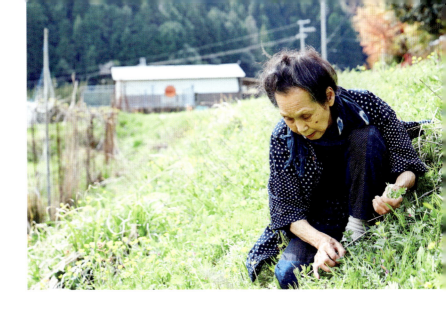

犬の散歩道
衛生面の問題があるため、犬の散歩道に生えているよもぎは絶対に避けましょう。

車が頻繁に通る道や駐車場
排ガスの問題も深刻です。摘まないようにしましょう。

農薬や除草剤を使用している田畑の付近
農薬や除草剤を使用している田畑では残留農薬が心配です。また、まわりに飛散し、土壌が雨で流れるので、近くに生えているよもぎを摘むのもやめましょう。

摘み方を覚えよう

　よもぎを摘むときは、おいしい部分を摘むことも重要ですが、絶えないよう、また、来年もありがたくいただけるような摘み方をしなければなりません。摘んで時間がたつとアクが強くなって味も悪くなるので、その日のうちに食べられる量だけを摘むようにしましょう。

よもぎの正しい摘み方

土から少し上の、茎がやわらかい部分に親指の爪を立てて摘みます（A）。土に近い部分から摘むと（B）、茎がかたくて食べるときに食感が悪いので、よく確かめて摘むこと。

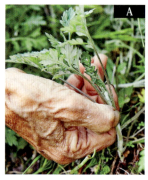 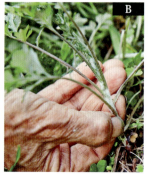

種つきは茎を残して刈る

よもぎの種茶用に種つきの茎を刈るときも、種が落ちて翌年新芽が出るように全部刈りとらずに少し残すようにしましょう。

根こそぎ摘まないこと！

よもぎに限らず野草全般にいえることですが、根っこをごっそり掘り出してしまうと、絶える恐れがありますので、根を残して摘むようにしましょう。

摘んだらお掃除

たくさん摘んだのはいいけれど、野菜のように洗ってすぐ使えるわけではないのが野草のちょっとめんどうなところです。けれど、素手でお掃除すると、よもぎからパワーをもらえ、終わったときの達成感も得られます。

慣れてくるとどんどん速くなるので、ぜひ達人になってください。

ゴミや枯れ葉を除く

新聞紙を広げたところに、摘んできたよもぎを置きます。1株ずつ手にとり、よもぎの枯れた葉や汚れた葉をはずし、きれいになったものをボウルに入れていきます。

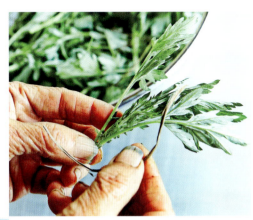

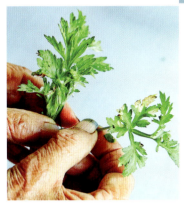

水洗いしてきれいに

お掃除を終えたよもぎは水で洗い、ザルにとります。

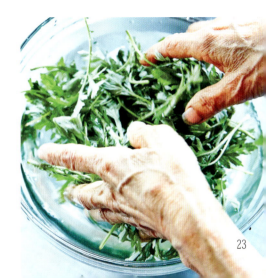

アク抜きが大事!

　よもぎやほかの野草にはすべてアクがあります。アク抜きをきちんとしないとおいしくならず、アクの陰性が体にさわります。よもぎ料理で最も大事なのはアク抜き。アクは悪ですから。

　地域によって多少時期がズレますが、大きくなるほどアクが強くなるので、下記を目安にしてアク抜きの方法を変えてください（よもぎの大きさについてはP18・19を参照）。

> 3月前半の若葉（約7cmまで）
> 　塩ゆで後、水洗いだけで、しぼったら料理に使える。
> 3月後半〜4月初め（約8.5cmまで）　塩ゆで後、20分間水にさらす。
> 4月中旬〜下旬（約10cmまで）
> 　塩ゆで後、20分間水にさらしたあと、しょうゆ洗い。
> 4月終わり（15cm未満）　クヌギや桑、桜などを燃やした灰を使ってアク抜き。

塩ゆで

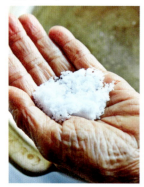

1　鍋に湯を沸かし、大さじ1の塩を入れる。

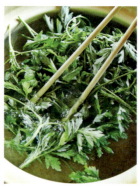

2　洗って水きりしたよもぎを入れ、菜箸でソッと押さえて沈める。

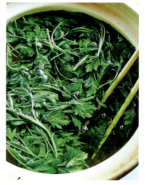

3　鍋の縁のほうからプクプクと小さな泡が出てきたら、3月後半の若い葉なら10数え、4月半ばの葉なら20ほど数える。

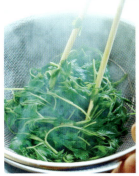 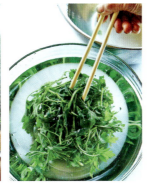 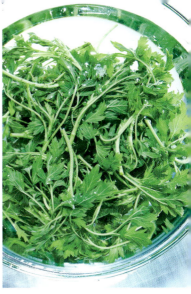

4 ゆであがったらザルにあげる。

5 ためておいた水によもぎを入れて、水を流しながらさます。

6 大きいボウルに新しい水をたっぷり入れてよもぎを入れ、20分間水にさらす。

※3月前半の若葉は水にさらさなくてよい。

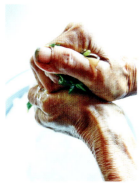 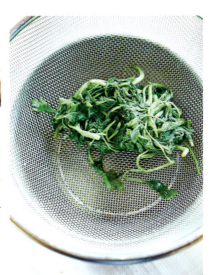

7 ザルにとり、水気をしぼる。

※しぼったよもぎの状態。

しょうゆ洗い（P25の7の工程に続けて行う）

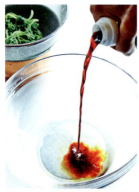
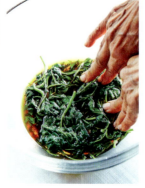

※よもぎもちやまんじゅうなど、すりつぶして使用する際には、しょうゆ洗いのアク抜きはしないこと。

※4月終わり頃のよもぎをすりつぶして使用する際には、灰を使ってアク抜きをする。

1　ボウルに水としょうゆを入れる。水としょうゆの比率は6：4。

2　しぼったよもぎを1のボウルに入れ、20分つけてしぼる。

灰でアク抜き

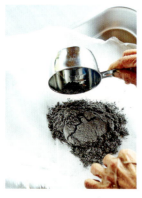
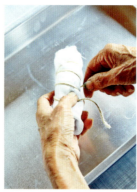
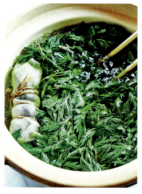

1　さらしにクヌギや桑、桜などの灰1/2カップをのせる。

2　灰を包み、タコ糸や麻ひもなどでしばり、沸かした湯に入れる。

3　よもぎを入れて沈め、小さな泡が出てきたら20数える。ザルにとり、ためておいた水に入れて水を流しながらさまし、水きりしてしぼる。

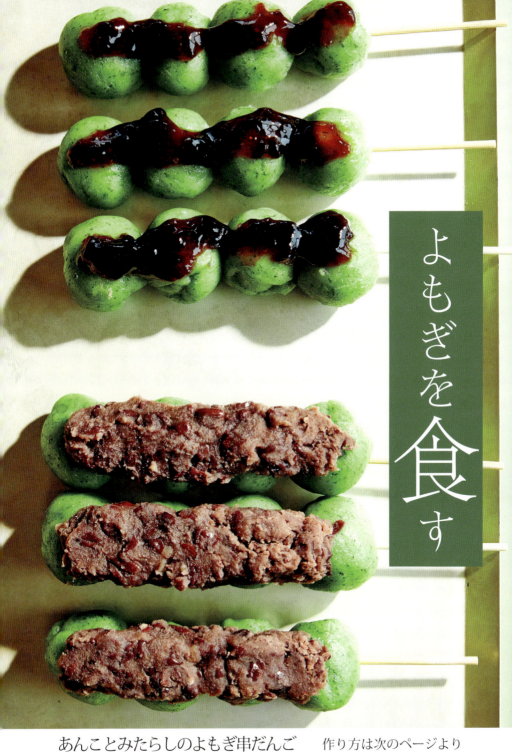

よもぎを食す

あんことみたらしのよもぎ串だんご　　作り方は次のページより

あんことみたらしのよもぎ串だんご

上新粉はお湯で、白玉粉は水で、別々にこねるのがポイント！
砂糖なしのあんことみたらしをトッピングして。

材料（4個の串だんご6本分）
生地
　よもぎ……25g
　上新粉……170g
　白玉粉……50g
　塩……適量
　湯（手を入れられるくらいの温度）……130㎖
　水……大さじ3

あんこ（P31）……適量
みたらしあん（P31）……適量

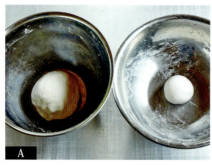

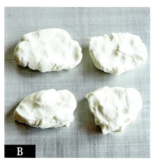

作り方
1　ボウルに上新粉を入れて塩少々を混ぜ、湯を加えて、菜箸で右回転で混ぜ合わせる。温度が下がったら、手で力を込めて10分間こねる。

2　別のボウルに白玉粉を入れて塩少々を加え、水を入れて混ぜ、まとまったら10分間こねる（**A**）。

3　1と2を合わせ、さらに10分間こねて、耳たぶよりかための生地に仕上げる。

4　3を4等分し、火が通りやすいように厚さ約1.5cmにする（**B**）。

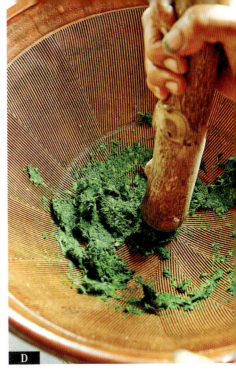
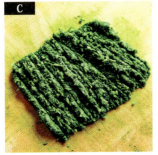
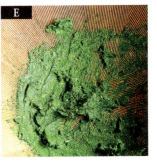

5 蒸し器にぬれぶきんを敷いて火にかけ、蒸気のあがったところに4を並べて入れ、中火で20分ほど蒸す。

6 よもぎは、P24〜25を参照して、アク抜きする。

7 水気をしっかりしぼったよもぎをみじん切りにし、包丁2本でたたく（C）。

8 すり鉢に入れてすりこぎでつき（D）、力を入れてすってペースト状にする（E）。

MEMO

だんごやまんじゅうなどに使うよもぎは、新芽や若い葉のほうが香りがよく、やわらかくて、すりつぶすのに楽だよ。

9 　竹串などで目に詰まったよもぎを鉢の中央に集める。

10　蒸しあがっただんご生地を入れ、すりこぎで力を入れてつき込み、生地によもぎを混ぜ込んでいく（**F**）。さめたら手でしっかりこねて、若草色のもちにする（**G**）。

11　24個に分けて丸め（**H**）、4個ずつ串にさし、好みであんこやみたらしあんをかける。

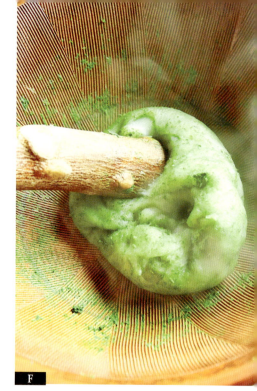

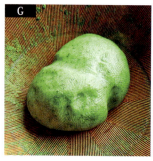

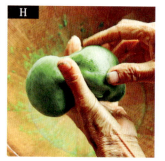

MEMO

上新粉はうるち米が原料で、白玉粉はもち米が原料。最初から一緒にこねてはいけないよ。別々にこねるとそれぞれにコシが出て、なめらかで、もちもちっとしたおいしいだんごに仕上がるからね。秘訣は生地をよくこねること。

生地がやわらかいと、蒸したときにベトベトになってしまうので注意。

あんこ

材料（4個の串だんご3本分）
あずき……80g
水……あずきの3倍
みりん……大さじ3
塩……小さじ1

作り方
1 あずきは洗ってから水と一緒に土鍋に入れ、30分ほど浸水する。

2 これを中火にかけ、沸騰したら弱火でコトコト煮、途中煮汁が減ってきたら水（分量外）を加えて煮る。

3 土鍋の片手鍋にみりんを入れて強火で煮立て、アルコール分を飛ばして煮きりみりんを作る（**A**）。

4 あずきがやわらかく煮えたところに3を入れ、しゃもじを使って右回転で混ぜ、汁気がなくなるまで煮る。

5 仕上げに塩を加えて右回転で混ぜ、火を止める。

みたらしあん

材料（4個の串だんご3本分）
しょうゆ……大さじ1と1/2
みりん……大さじ1
水……大さじ1
葛粉……大さじ1と1/2
塩……少々

作り方
1 葛粉は同量の水（分量外）を加えて溶いておく。

2 あんこ（左記）の3を参照して煮きりみりんを作る。

3 2に水としょうゆを入れ、沸とうしてきたら1を加えて、木べらで混ぜながら、透明感が出るまで混ぜる。最後に塩を加えて火を止める。

A

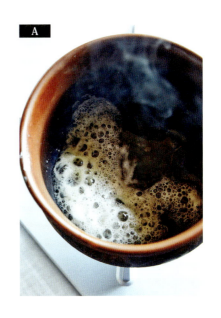

芋あんよもぎもち

塩で引き出されたお芋の甘みが、よもぎの風味と優しく調和。

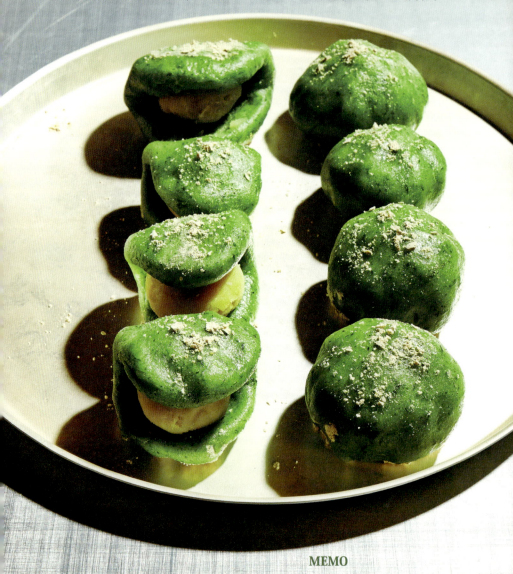

MEMO

さつま芋は陰性だから、塩の陽性をプラス。さつま芋の甘みを塩のナトリウムが引き出すよ。

材料（8個分）
生地 「あんことみたらしのよもぎ串だんご」
（P28）と同様

芋あん
　さつま芋……220g
　塩（蒸す前にまぶす用）……小さじ1
　塩（蒸したあとに混ぜる用）
　　……小さじ3/4

きな粉……適量
塩……少々

作り方
1　芋あんのさつま芋は塩をまぶして蒸し器でふかし（大きい芋は切ってから蒸す）、皮をむく。

2　1を土鍋に入れてつぶし、塩を加えて弱めの中火にかけ、木べらで練りながら加熱して水分を飛ばし、なめらかな芋あんに仕上げる。

3　2の芋あんは8個に丸めておく。

4　P28の「あんことみたらしのよもぎ串だんご」の1〜10を参照してよもぎもちの生地を作り、さめないうちに8等分して、芋あんを包んで丸める（**A・B・C**）。

あんをはさむ場合は、棒状にのばしてから薄い小判形にし（**D**）、芋あんをのせて生地を二つに折る（**E**）。

5　きな粉に塩を混ぜ合わせ、よもぎもちにまぶす。

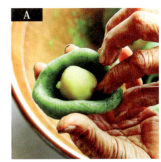
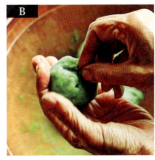
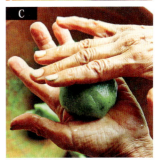
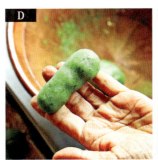
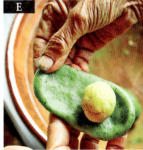

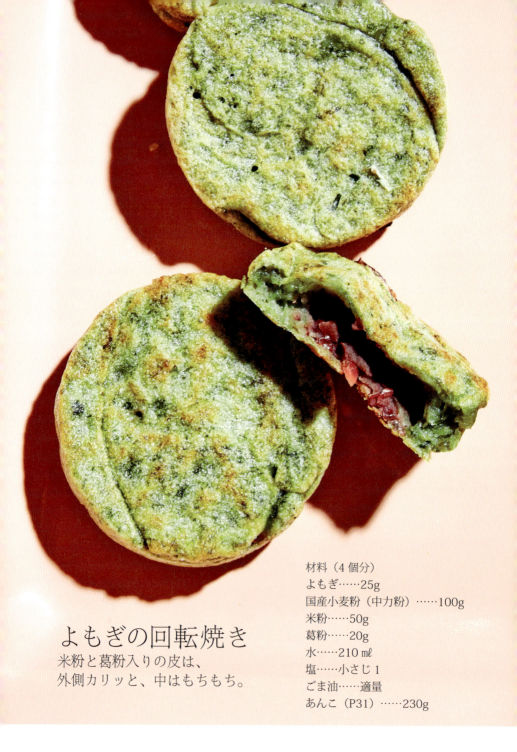

よもぎの回転焼き
米粉と葛粉入りの皮は、
外側カリッと、中はもちもち。

材料（4個分）
よもぎ……25g
国産小麦粉（中力粉）……100g
米粉……50g
葛粉……20g
水……210㎖
塩……小さじ1
ごま油……適量
あんこ（P31）……230g

作り方
1 よもぎは「あんことみたらしのよもぎ串だんご」(P28)の6〜9を参照して、ペースト状にする。

2 ボウルに葛粉を入れ、分量の水から少量の水をとって溶く。

3 葛粉が溶けたら小麦粉と米粉、塩と残りの水を加えて混ぜ合わせ、天ぷら衣より少し濃いくらい（ねっとりポタポタ落ちるくらい）の生地を作る。

4 3に1のよもぎを加えて混ぜ、ぬれぶきんをかけて30分以上ねかせる。

5 回転焼き器を火にかけてカンカンに熱し、ごま油を型の全面に多めにひいて4の生地を1/3の深さまで入れる（A）。

6 あんこを押すようにして入れ（B）、上から再び生地をかけ（C）、中火にして火加減を見ながら焼き目をつけ、焼く。

7 まわりの色が変わってきたら、竹串を一周させて生地をはがし、ひっくり返して裏面もきつね色になるまで焼く（D）。

MEMO

回転焼き器には油をまんべんなくしみ込ませて使うこと。購入したてのものは説明書に従って油をなじませて。

最初にカンカンに熱くしないと裏返すときにくっついてはがれにくいよ。

よもぎ粉末を使って作ってもいいね。

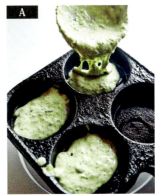
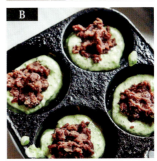
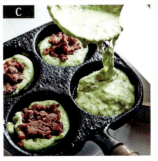
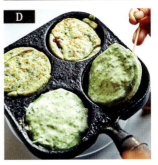

よもぎの蒸しまんじゅう

常備菜を包んでおいしいおやつに。
おなかがすいたときはごはんの補いにも。

材料（8個分）
生地
　よもぎ……25g
　国産小麦粉（中力粉）……200g
　塩……少々
　水……120㎖
具
　切り干し大根の煮もの（P38）
　　……適量
　ひじきの煮もの（P39）、
　　洗い黒ごま……各適量

※きんぴらごぼうやあずきかぼちゃ（あずきとかぼちゃを塩味で煮た食養のおかず）、高菜の炒めものなどを包んでも。

作り方

1 よもぎは「あんことみたらしのよもぎ串だんご」（P28）の **6～9** を参照して、ペースト状にする。これに水を加えて溶いておく。

2 ボウルに小麦粉と塩を入れて **1** を加え、手でこねてまとまったらぬれぶきんをかけて30分以上ねかせる。

3 生地を8等分し、小麦粉（分量外）を手につけながら、好みで切り干し大根の煮ものやひじきの煮ものを大さじ1ずつ包んで丸める（A）。ひじきのほうには、黒ごまをトッピングする。

4 蒸し器にぬれぶきんを敷いて火にかけ、蒸気のあがったところに **3** を入れ、18分蒸す（B）。

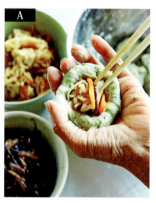
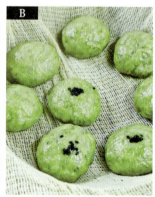

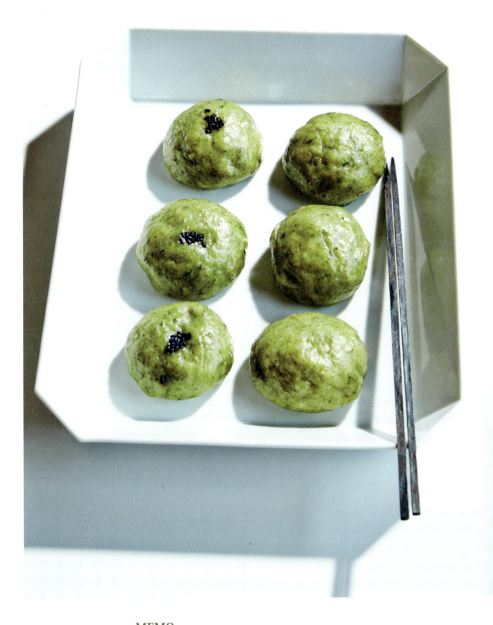

MEMO

薄力粉や強力粉は西洋のお菓子やパン作りに使う粉。日本のおやつは中力粉で作られてきたんだよ。

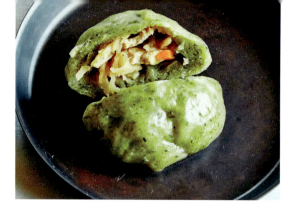

切り干し大根の煮もの

材料（基本の分量）
切り干し大根……40g
にんじん……40g
油揚げ……1/2 枚
干ししいたけ……8g
切り干し大根のもどし汁
　……1 カップ
しょうゆ……大さじ 1
薄口しょうゆ……大さじ 1
塩……少々
ごま油……小さじ 1

作り方
1　切り干し大根はサッと洗い、ボウルに入れてヒタヒタより少なめの水でもどし、ある程度やわらかくなったら軽くしぼる（もどし汁はとっておく）。

2　にんじんを洗って皮つきのまま斜め薄切りにし、せん切りにする。

3　油揚げは熱湯に入れ、2 分ゆでてザルにあげて油抜きする。さめたらしぼって細切りにする。

4　干ししいたけは水から入れてグラグラ煮立たせ、ふっくらともどったら取り出して軽くしぼり、細切りにする。

5　土鍋を中火で熱してごま油をひき、油揚げを入れて塩少々（分量外）をふって炒め、1 の切り干し大根を入れて炒める。次にしいたけを入れ、塩少々（分量外）をふって炒め、にんじんを加えて塩はふらずに炒める。

※食材を炒めるときは、入れるたびに右回転で炒めること。

6　5 に切り干し大根のもどし汁を加えて煮、煮立ったら弱火にする。切り干し大根がやわらかくなったらしょうゆと薄口しょうゆを加え、さらに煮て、味がしみ込んだら仕上げに塩をふって火を止める。

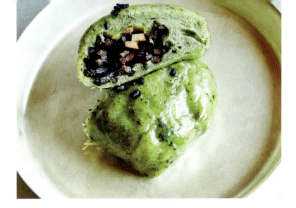

ひじきの煮もの

材料（基本の分量）
ひじき……30g
れんこん……40g
こんにゃく……1/3丁（90g）
ごま油……大さじ1
酒……大さじ1
みりん……大さじ1
しょうゆ……大さじ2
薄口しょうゆ……大さじ1
ひじきのもどし汁……150㎖
塩……少々

作り方

1　ひじきはサッと洗い、ヒタヒタより少なめの水でもどし、水気をきって食べやすく切る。れんこんを洗い、皮つきのままません切りにする。

2　こんにゃくは塩もみ（塩は分量外）して20分おき、一度洗ってから20分ゆで、すりこぎでたたく。薄いたんざく切りにする。

3　土鍋を中火で熱してごま油をひき、こんにゃくを入れて塩少々（分量外）をふって炒め、れんこんを加えて塩少々（分量外）をふって炒めていく。

4　3に1のひじきを加え、ひじきのもどし汁を入れ、具がやわらかく煮えたら酒を加え、アルコール分が飛んだらみりんを加え、煮立ったところでしょうゆと薄口しょうゆを入れる。

5　汁気がなくなるまで煮て、仕上げに塩をふって味を決める。

よもぎ入りそばまんじゅう

3種の粉をこね分ける手間暇かけた絶品おやつ。
小腹がすいたときにも。

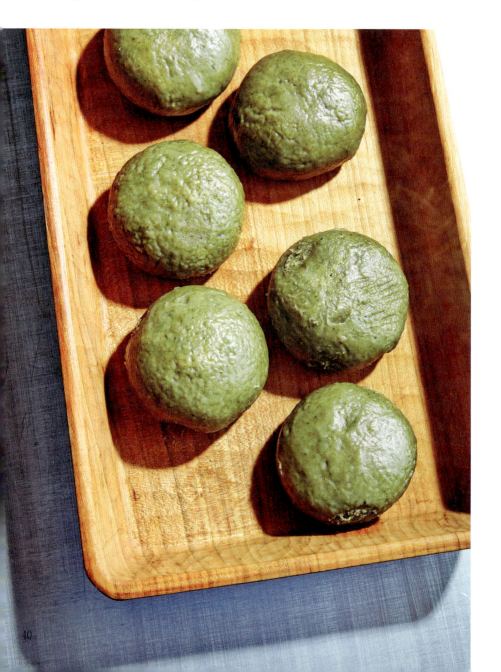

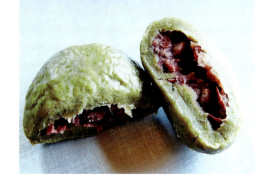

材料（8個分）
よもぎ……25g

A
そば粉……150g
湯（手を入れられる
　くらいの温度）……75㎖

B
上新粉……30g
塩……少々
湯（手を入れられる
　くらいの温度）……大さじ2

C
白玉粉……25g
塩……少々
水……大さじ2

あんこ（P31）……適量

作り方

1　ボウルにAのそば粉を入れて湯を加えてよく混ぜ、手で10分こねる。別のボウルにBの上新粉と塩を入れ、湯を加えて10分こねる。

2　さらに別のボウルにCの白玉粉と塩を加えて水を注ぎ、よく混ぜてから10分こねる。

3　よもぎは「あんことみたらしのよもぎ串だんご」（P28）の6～9を参照して、ペースト状にする。

4　3のすり鉢に1と2の生地を加え、耳たぶくらいのかたさにこね、ぬれぶきんをかけて30分以上ねかせる（**A**）。

5　あんこは8等分にして、丸めておく。

6　4の生地を8等分して直径8cmに広げ、5のあんこを包む。

7　蒸し器にぬれぶきんを敷いて火にかけ、蒸気のあがったところに6を入れ、20分蒸す。

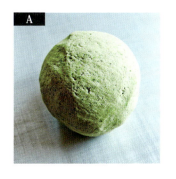

MEMO

さめてかたくなったまんじゅうは、ごはんを蒸らすときに入れておくと、作りたてのおいしさになるよ。オーブントースターで焼くのもおいしい！

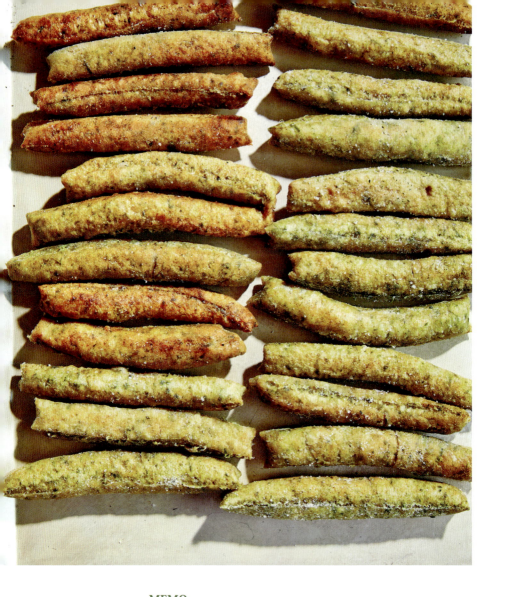

MEMO

弱めの火でゆっくり時間をかけて揚げること。火が強いと、外側は焦げて、中は火が通っていない状態になるよ。途中菜箸で触るのは、裏返すときの一度だけ。触れば触るほど生地に油が入っていくからね。

フライパンは鋳物製か厚手の鉄製のものがいいね。薄いペコペコの安物は油の温度の調節が難しい、フッ素樹脂加工のフライパンは体によくないしおいしくない。

よもぎかりんとう

外はカリッと、中はモチッと！
砂糖なしでも大満足のおやつ。

材料（作りやすい分量）
よもぎ……25g
水……70㎖
国産小麦粉（中力粉）……55g
全粒粉……55g
塩……少々
揚げ油（菜種油）
　……フライパンに深さ1cmの量
いり塩
　（P86の「よもぎのふりかけ」の
　1を参照）……適量

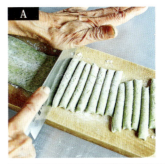

作り方

1　よもぎは「あんことみたらしのよもぎ串だんご」（P28）の6～9を参照して、ペースト状にする。

2　1に水を加えて溶き、小麦粉と全粒粉、塩を加えて混ぜる。手でこねて耳たぶくらいの生地にまとめ、ぬれぶきんをかけて30分以上ねかせる。

3　2をめん棒で厚さ1cmにのばし、長さ約6cm、幅約1cmの棒状に切る（**A**）。

4　フライパンに揚げ油を熱し、3を入れてゆっくり時間をかけて揚げる。まわりが薄い茶色になってきたら裏返し（**B**）、両面こんがりと揚げる。

5　カリッと揚がったら、いり塩をまぶす。

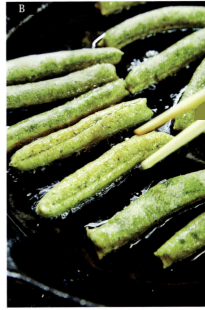

よもぎの生八つ橋

モチモチの食感がたまらない！
シナモンとよもぎの味も相性抜群。

材料（6個分）
よもぎ……25g
米粉……200g
塩……小さじ1弱
湯（手を入れられる
　くらいの温度）
　……1/2カップ
あんこ（P31）……適量
シナモン……適量

作り方

1　ボウルに米粉を入れ、塩と湯を加えて菜箸で混ぜ、温度が下がったら手でしっかり力を入れて20分こね、耳たぶよりかための生地に仕上げる。

2　蒸し器にぬれぶきんを敷いて火にかけ、蒸気のあがったところに平たくした1の生地を入れ、15分蒸す。

3　よもぎは「あんことみたらしのよもぎ串だんご」（P28）の6〜9を参照して、ペースト状にする。これに水小さじ1（分量外）を加えて溶かしておく。

4　あんこを6個丸めておく。

5　2の生地をよもぎの入ったすり鉢に移し、すりこぎでつき、シナモンを加えてつきながら混ぜる。さらに手でこねて、なめらかな生地にする。

6　5が少しさめたら、シナモンを打ち粉代わりにしてめん棒で薄くのばし、約6cm四方に切る。

7　6に4のあんこをのせ、三角に折る。

MEMO

生八つ橋だって、安心安全な材料で手作りできるんだよ。生地のかたさには十分気をつけてね。

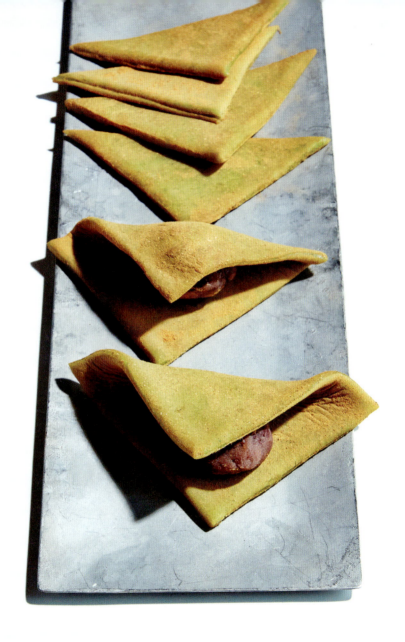

よもぎ粉入り
クレープ
2種

生地と具に
よもぎを
ダブルで使用。
おかずクレープと、
子どもが好きな
りんごのクレープに。

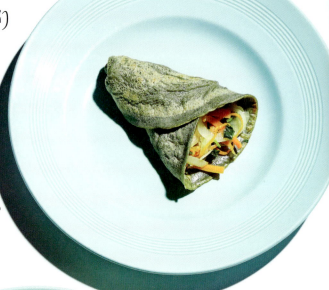

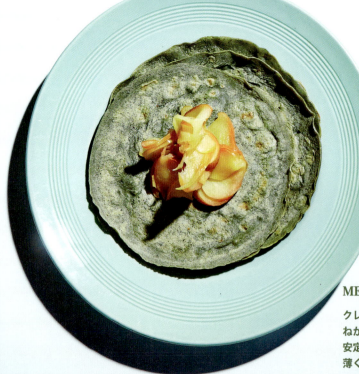

MEMO

クレープ生地はしっかり
ねかせると、グルテンが
安定して破れにくくなり、
薄く焼けるんだよ。

材料（4〜5枚分）
クレープ生地
　よもぎ粉末（市販品）……3g
　そば粉……40g
　国産小麦粉（中力粉）
　　……60g
　水……200㎖
　塩……小さじ1

ごま油……適量

りんご煮
　りんご……1個（225g）
　塩……小さじ1弱

よもぎと野菜の具
　アク抜きしてしぼったよもぎ
　　（P24〜26）……9g
　にんじん……19g
　玉ねぎ……45g
　ごま油……小さじ1
　酒……小さじ2
　みりん……小さじ1
　塩……適量

作り方

1　ボウルにそば粉と小麦粉、よもぎ粉末（分量内の水で溶いておく）、塩を入れて空気を入れるように菜箸で混ぜ、水を加えて混ぜ合わせ、ぬれぶきんをかけて1時間以上ねかせる（**A**）。

2　りんご煮を作る。りんごは4等分にして薄切りにし、土鍋に入れる。手に塩をつけてりんご全体にまぶし、ふたをして弱火でやわらかくなるまで煮る。

3　よもぎと野菜の具を作る。よもぎは水気をしぼって長さ1cmに切る。にんじんは細めの棒切りにし、玉ねぎは4等分してから薄いくし形に切る。

4　鍋にごま油をひき、玉ねぎを入れて塩少々をふって炒める。玉ねぎに火が通ったら、にんじんを入れてひと混ぜし、よもぎを加え、酒を加えてサッと混ぜ、アルコール分が飛んだらみりんを加えて塩をひとつまみ入れ、具材に火が通ったら火を止める。

5　鉄製の厚手のフライパンを熱してごま油をひき、キッチンペーパーで余分な油を吸い取る。フライパンをぬれぶきんの上でさまし、1のクレープ生地を玉じゃくし1杯流し入れ、玉じゃくしの底で薄く広げる。

6　弱火で焼き、縁がはがれてきたら裏返す。両面こんがりと焼けたら取り出し、2のりんご煮か4の具をのせ、巻いて食べる。残りも同様に作る。

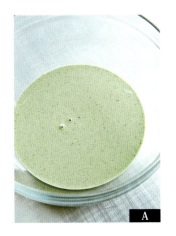
A

よもぎ粉の白玉だんご

白玉粉とあずきがあればいつでも簡単に作れ、
一年中楽しめる。子どもと一緒に作ろう。

材料（28個分）
生地
 よもぎ粉末（市販品）……3g
 白玉粉……100g
 塩……小さじ1
 水……110㎖

きな粉……適量
塩（きな粉用）……適量
あんこ（P31）……適量

作り方

1 ボウルに白玉粉とよもぎ粉、塩を入れて混ぜる。

2 1に水を加えて混ぜ、手でこねて生地をまとめる。耳
たぶくらいのかたさになるまで10分こねる。

3 2を細長くしてちぎり、28個に分けて丸め、平たく
して中央をくぼませ（直径約2.5cm）、鍋に沸かした
湯の中に落としてゆでる。浮いてから1分したらす
くいあげ、冷水にとる。

4 バットにきな粉と塩を混ぜて広げておき、だんごをこ
ろがす。あずきあんをかけてもよい。

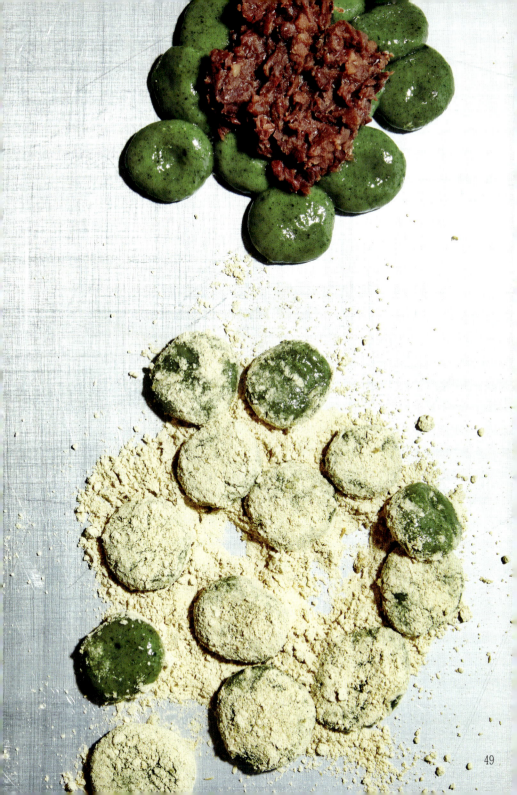

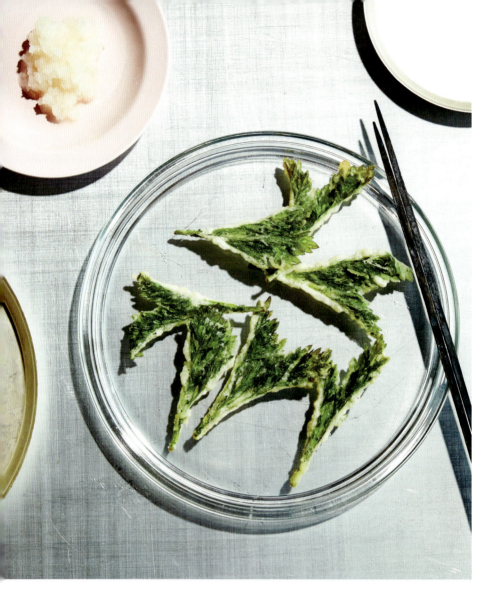

MEMO

よもぎは小さいうちは根元に近いところから摘み、大きくなったら上部のやわらかいところを摘んで天ぷらに。茎が赤いよもぎなら5月いっぱいは使えるけれど、茎が白いよもぎは揚げても苦くてとても食べられないよ（P17 参照）。

よもぎの水気はふき取ったりしちゃいけないよ。乾いていると粉が表面につかないからね。菜箸ではさんで衣をしごくのは衣が吸う油を減らすため。パリパリの薄いせんべいみたいに揚がっておいしいよー。

よもぎの天ぷら

衣をしごいて落とし、カリッカリに揚げるのが野草天ぷらの極意！

材料（2人分）
よもぎ……8本
国産小麦粉（中力粉）……適量

天ぷら衣
　国産小麦粉（中力粉）
　　……大さじ3
　水……大さじ3
　塩……小さじ1

揚げ油（菜種油）
　……フライパンに
　深さ1cm弱の量
大根おろし……70g
梅酢……小さじ1/2

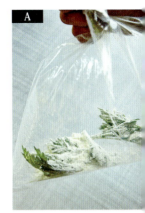

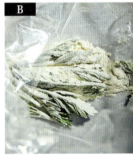

作り方

1　天ぷら衣を作る。ボウルに小麦粉と水を1対1で入れ、塩を加えて菜箸で、右回転でザックリと混ぜる。

2　よもぎは洗ってザルにあげ、茎を持って振り、サッと水きりする。

3　ポリ袋に小麦粉を入れ、水きりしたよもぎを入れる。空気を入れて袋をふくらませて口をしぼり、上下にポンポンと振って葉の表面に粉をまんべんなくつける（A・B）。

4　フライパンに揚げ油を入れて温め、1の衣を箸先にとって落として温度をみる。衣がすぐに浮いてきたら適温。油が適温になったら、3のよもぎを1の衣にくぐらせ、菜箸でしごいて余分な衣を落とし、葉っぱの形にして揚げる（C）。

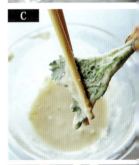

5　裏返すとき以外は触らないようにし、まわりが少し茶色くなってきたら裏返す（D）。表7割、裏3割を目安に揚げる。カリッと揚がったら、キッチンペーパーを敷いたバットに立てて並べる（こうすると油ぎれがいい）。

6　大根おろしをザルで水きりし、梅酢を混ぜ、皿に盛ったよもぎの天ぷらに添える。あればゆずかかぼすなど柑橘類をしぼって天ぷらにかけると、油の分解に働く。

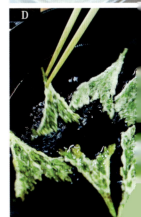

よもぎの天ぷらそば

大根は油の消化を助け、そばのたんぱく質を分解する力をもっている。
大根おろしをたっぷり使って！

材料（2人分）
よもぎの天ぷら（P50）
　　……8本分
半生そば……2玉
大根おろし……適量
青ねぎ……適量
板のり……適量

かけ汁
　昆布だし汁（P83）
　　……1カップ
　しいたけだし汁（P83）
　　……1/2カップ
　みりん……大さじ1〜2
　しょうゆ……大さじ3
　塩……少々

作り方

1　かけ汁を作る。別々にとっておいた昆布だし汁としいたけだし汁は沸かしてから合わせ、弱火にかけて温めておく。

2　土鍋の片手鍋にみりんを入れて中火にかけ、グラグラ煮立ててアルコール分を飛ばし、煮きったら、これにしょうゆを入れ、沸騰したらアツアツの1を加える。煮立つ寸前に塩をふり、火からおろしてさます。

3　たっぷりの湯でそばをゆで、もみ洗いしたらザルにあげて水気をきり、どんぶりに盛る。これによもぎの天ぷらをのせ、大根おろしと小口切りにした青ねぎをのせ、あぶった板のりをちぎってのせる。

4　食べる直前に、2のかけ汁を回しかける。

MEMO

そばやうどんの汁は、すべて上記の作り方1〜2と同じ。つけめんのときは、しょうゆとみりんの割合をほぼ6対2にし、温そばや温うどんの汁の場合は、4対2にするとおいしくできるからね。

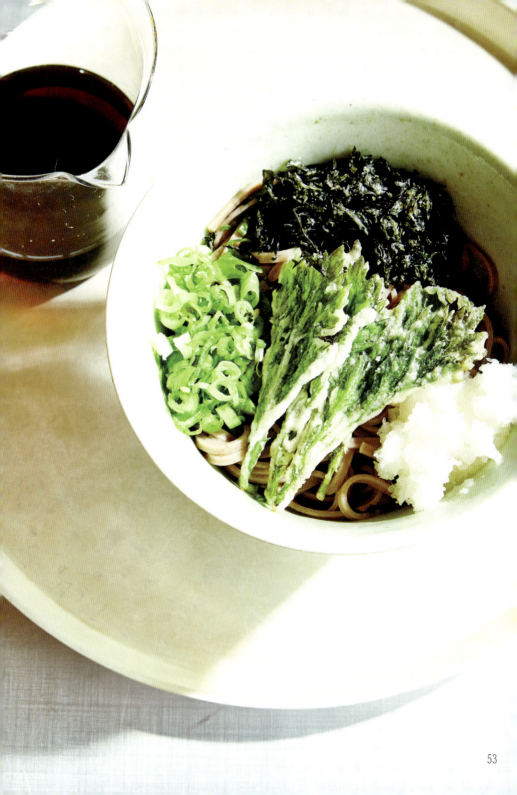

よもぎのごま豆腐

パンチのある
よもぎの香りが
体を目覚めさせる。
自律神経を整え、
整腸作用のある葛との
取り合わせは絶妙。

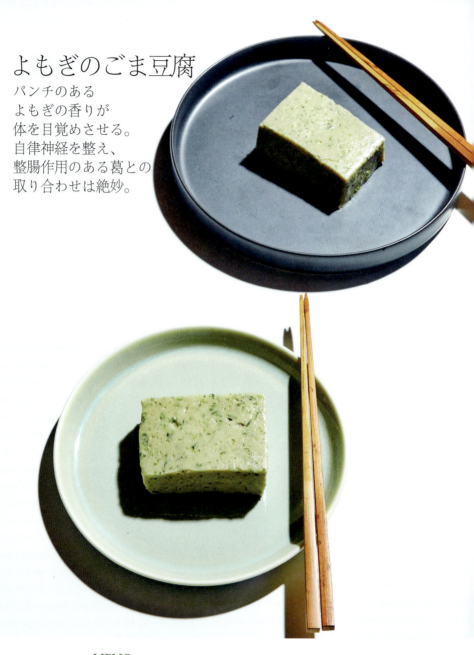

MEMO

葛は収れん性（締める性質）と整腸作用があるよ。時間をかけて練って仕上げると、鍋の中心に集まり、陽性な生地になる。そこまで練って、はじめてよもぎを入れるんだよ。よもぎの代わりに桑の葉を使ってもいいね。

材料（4人分）
よもぎ……25g
葛粉……1/2カップ
昆布だし汁（P83）……2と1/2カップ
白ごまペースト……大さじ山盛り3
塩……少々
酒……小さじ1
わさびまたはしょうがのすりおろし……適量
しょうゆ……適量

作り方

1　土鍋に葛粉を入れ、昆布だし汁を加えて30分ほどおき、溶かしておく。

2　よもぎはP24〜26を参照してアク抜きし、P29の**7〜9**を参照して、ペースト状にしたものを取り出しておく。

3　1に白ごまペースト、塩、酒を加え、木べらで混ぜてかたまりをきれいに溶かす（**A**）。

4　3を中火にかけて木べらで混ぜながら煮る。沸いてきたら弱火にし、気を入れて気長に時間をかけて練る。

5　30分ほど練り、生地がまとまってきたら（**B**）、2のよもぎを加えて上下に混ぜ（**C**）、さらに10分くらい気を入れて練る（**D**）。

6　透き通って鍋の底にへら跡がつくくらいのかたさになったら、ぬらした型に入れる。水を張ったバットの上に浮かべ、室温でおいてかためる。かたまったら4等分し、器に盛り、好みでわさびかしょうがのすりおろしをのせ、しょうゆをかける。

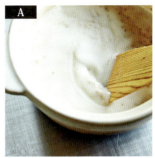
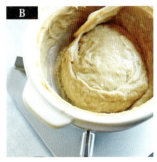
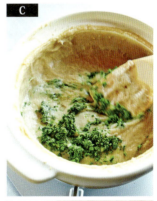
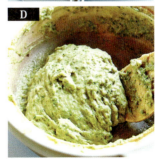

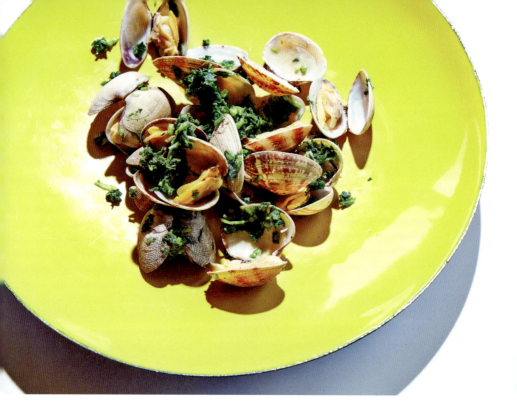

よもぎとあさりの酒蒸し
肝機能アップに、よもぎとあさりがダブルで働く!

材料(3人分)
アク抜きして
　しぼったよもぎ
　(P24〜26)……35g
あさり……10個(146g)
酒……大さじ2
塩……少々

作り方
1　あさりは塩(分量外)をふって殻をよく洗ってから、塩少々(分量外)を入れた水に1時間ほどつけて砂出しする。

2　アク抜きしてしぼったよもぎは、長さ1cmに切る。

3　フライパン(または浅鍋)を熱してあさりを入れ、ふたをして蒸し焼きにする。

4　あさりの殻が開いたら2のよもぎを入れ、酒と塩をふって菜箸でサッと混ぜる。アルコール分が飛んだらできあがり。

よもぎとあさりのスープ

あさりは海のミネラルと滋養がいっぱい。
アッという間にできるうれしい一品。

材料（2人分）
アク抜きして
　しぼったよもぎ
　（P24〜26）……27g
あさり……8個
塩蔵わかめ……15g
水……2と1/2カップ
薄口しょうゆ
　……大さじ1と1/2
塩……少々

作り方

1　あさりは「よもぎとあさりの酒蒸し」(P56)を参照し、洗って砂出しする。

2　アク抜きしてしぼったよもぎは長さ1cmに切る。

3　塩蔵わかめは塩を洗い落とし、水（分量外）に短時間つけてもどし、食べやすい大きさに切っておく。

4　土鍋に水を入れて中火にかけ、沸いたら1のあさりを入れる。

5　再度煮立ったら薄口しょうゆを加え、3のわかめと2のよもぎを入れ、グラッと沸いたら火を止める。最後に塩をふって仕上げる。

MEMO

昔から、あさりのスープを塩だけで作って、潮汁といっていたんだよ。体がポカポカに温まるよ。

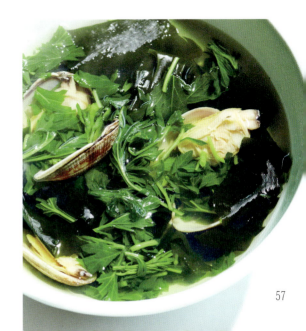

よもぎとわかめの混ぜごはん

体と心が喜ぶよもぎと磯の香りの絶品ごはん。

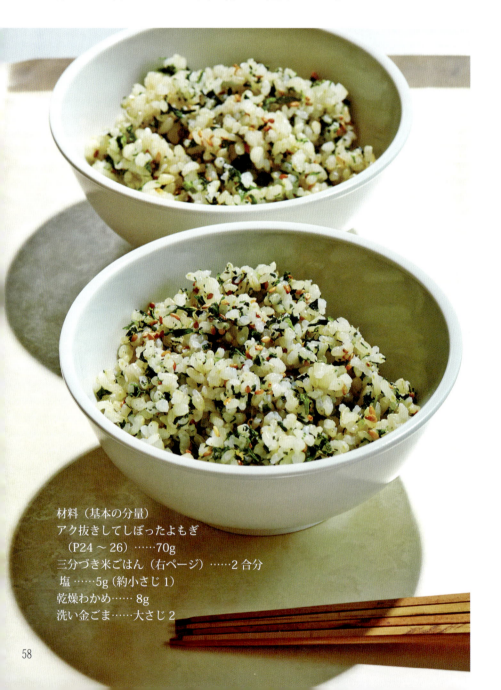

材料（基本の分量）
アク抜きしてしぼったよもぎ
　（P24〜26）……70g
三分づき米ごはん（右ページ）……2合分
　塩……5g（約小さじ1）
乾燥わかめ……8g
洗い金ごま……大さじ2

作り方
1 アク抜きしてしぼったよもぎはみじん切りにする。

2 鉄のフライパンを温めて乾燥わかめを入れ、1〜2分いってからすり鉢に入れ、すりこぎでついて細かくしておく。

3 あいたフライパンを温めて塩を入れ、木べらで右回転で混ぜながらサッといる。これに1のよもぎを入れ（**A**）、10分ほど右回転でいる（**B**）。

4 金ごまは「ごまあえ」（P72）の2を参照している。

5 2のわかめと3のよもぎ、4のごまを混ぜ合わせておく。

6 炊きあがったごはんを飯台にとって5をふり、しゃもじを右回転で回して天地返ししつつ、切るようにして混ぜ合わせる。

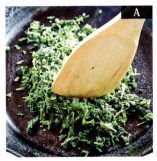
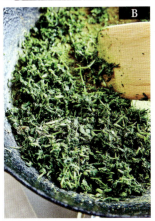

三分づき米ごはん

材料（基本の分量）
三分づき米
　……540 ㎖（3合）
塩……小さじ1
水……720〜810 ㎖
　（4合以上）

作り方
1 玄米を精米機でついて分量の三分づき米を用意し、土鍋に入れ分量の水に30分〜1時間浸水する。

2 塩を加え、ふたをして中火にかける。沸騰してきたら弱火にし、約20分炊く（途中蒸気が落ち着いたら、ふたの穴に木栓をする）。

3 ふたを開けてカニ穴を確認したら火を弱め、ホタル火で10分間炊き、火を止めてガス台の上で5分蒸らす。

手打ちよもぎうどん

生地を足でふんで、1日以上ねかせると、
コシがあるおいしいうどんに。

材料（2人分）
よもぎうどんの生地
　よもぎ……25g
　国産小麦粉（中力粉）
　　……200g
　塩……ひとつまみ
　水……80ml

だしつゆ
　昆布だし汁（P83）
　　……1カップ
　しいたけだし汁（P83）
　　……1/2カップ
　みりん……大さじ1〜2
　しょうゆ……大さじ3
　塩または焼き塩……少々

青ねぎ……適量
しょうが……適量
洗い金ごま……適量

作り方

1　だしつゆは「よもぎの天ぷらそば」（P52）の **1**、**2** を参照して作る。

2　よもぎはP24〜26を参照してアク抜きし、P29の **7**〜**9** を参照して、ペースト状にする。

3　**2** を水で溶いてから小麦粉と塩を加え、手でよく混ぜてから20分ほどこね、耳たぶくらいのかたさの生地を作る（**A**）。ぬれぶきんをかけ、40分ねかせる。

4　のし板などに打ち粉（分量外）をふって生地を置き、めん棒で厚さ3mmくらいにのばす（**B**）。生地を4つ折りし、幅5mmで切っていく。粉をふって切り口がくっつかないようにしておく（**C**）。

5　鍋にたっぷりの湯を沸かし、**4** を入れる。ゆだったらザルにあげ、流水でもみ洗いしてからザルにとり、水気をきる。

6　**1** のだしつゆと小口切りのねぎ、すりおろしたしょうが、香ばしくいった金ごまを **5** に添える。

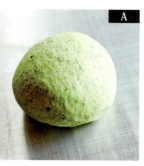
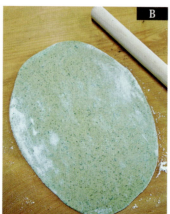
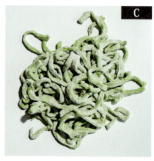

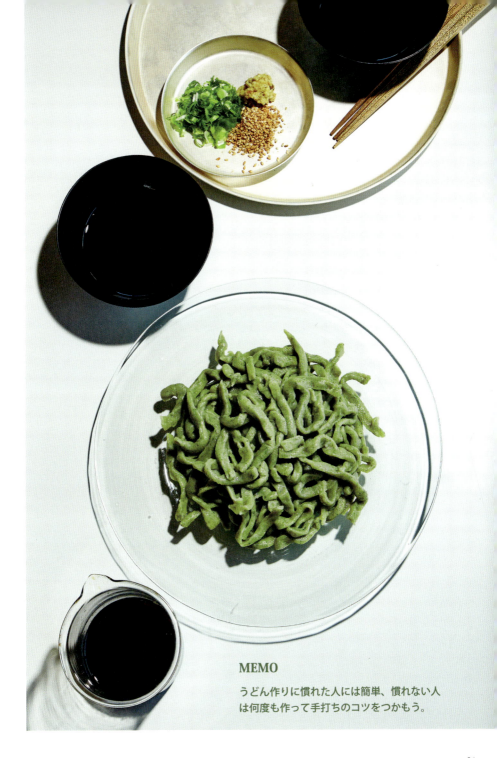

MEMO

うどん作りに慣れた人には簡単、慣れない人は何度も作って手打ちのコツをつかもう。

きつねよもぎうどん
春の香りのめんに、甘辛く炊いたお揚げをのせて。

材料（2人分）
よもぎうどんの生地 ……P60の
　「手打ちよもぎうどん」と同量

かけ汁
　昆布だし汁（P83）
　　……1カップ
　しいたけだし汁
　　（どんこで作った
　　濃いめのだし・P83参照）
　　　……1/2カップ
　みりん……小さじ2
　しょうゆ……小さじ2
　塩……少々

お揚げ
　油揚げ……1枚
　昆布だし汁（P83）
　　……1カップ
　酒……大さじ1/3
　みりん……大さじ2/3
　塩……少々
　しょうゆ……大さじ2/3

長ねぎ（白いところ）
　…… 16g

作り方

1　「よもぎの天ぷらそば」（P52）の
　1、2を参照してかけ汁を作る。

2　油揚げは三角に4等分し、湯を
　沸かした鍋に入れ、2分ゆでて油
　抜きしてザルにあげ、さめたら水
　気をしぼる。

3　土鍋に昆布だし汁を煮立て、酒を
　入れてアルコール分が飛んだらみ
　りんを入れ、煮立ったら塩としょ
　うゆを加える。

4　3に油揚げを入れて、煮立ったら
　弱火にして煮汁がなくなるまで煮
　る。

5　よもぎうどんはゆでて汁気をきっ
　てどんぶりにとり、熱いかけ汁を
　張り、お揚げをのせて、斜め切り
　にしたねぎをのせる。

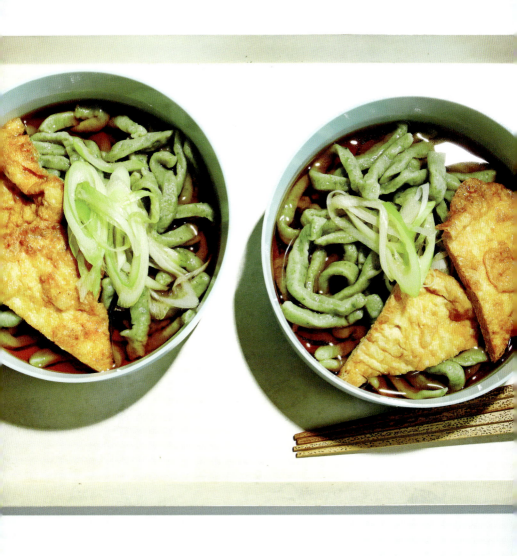

MEMO

油揚げは原材料が国産、良質な油で揚げたものを買ってね。油抜きは熱湯をかけるだけじゃダメ。2分はゆでて酸化した油を落とそう。料理は下ごしらえが大事な仕事。

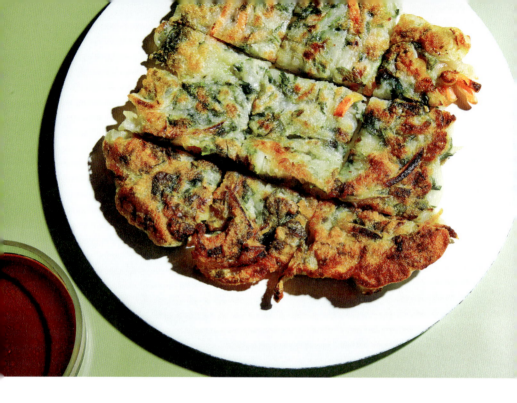

よもぎのチヂミ

もっちり生地の秘訣は粉の配分にあり。
野草が苦手な人でも抵抗なく食べられる。

材料（3枚分）
アク抜きしてしぼったよもぎ
　（P24〜26）……35g
にんじん……30g
玉ねぎ……140g（小1個半）
国産小麦粉（中力粉）……100g
米粉……50g
葛粉……50g
塩……小さじ1/2
水……230㎖
ごま油……適量

ラー油入りポン酢
　酢……小さじ1
　しょうゆ……小さじ1
　柑橘類（すだち、かぼす、ゆず、
　　だいだいなど）のしぼり汁
　　……小さじ1
　ラー油……約5滴
　塩……少々

作り方

1 アク抜きしてしぼったよもぎは長さ1cmに切る。にんじんは5mm幅の斜め薄切りにしてからせん切りにし、玉ねぎは薄くスライスする。

2 葛粉をボウルに入れ、分量の水から1/2カップを加えて溶く。

3 2に小麦粉と米粉、塩を入れ、空気を入れるようによく混ぜ合わせる（A・B）。残りの水を加え、ぬれぶきんをかぶせて30分以上ねかせる。

4 3に1の具材を加え、菜箸で右回転で混ぜる（C）。

5 厚手のフライパンを中火にかけ、カンカンに熱してからごま油を回し入れ、そこに4の生地の1/3量を入れ、薄くのばして中火のままふたをしないで焼く。

6 七分通り焼けたら裏返し、上からへらでギューッと押さえて焼き、焦げ目をつける（表七分、裏三分の割合で焼く）。こんがりと焼けたら皿にとり、あと2枚も同様に焼く。

7 ラー油入りポン酢の材料を混ぜ合わせ、チヂミに添える。

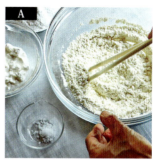

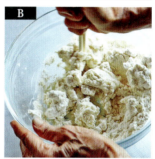

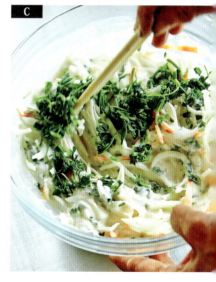

MEMO

小麦粉と米粉、葛粉の配分は、2対1対1。食感もよく、体にもよく、おいしいよ。焼くときは火加減を見ながら、生地の縁が薄茶色になってきてから裏返すのがコツ。

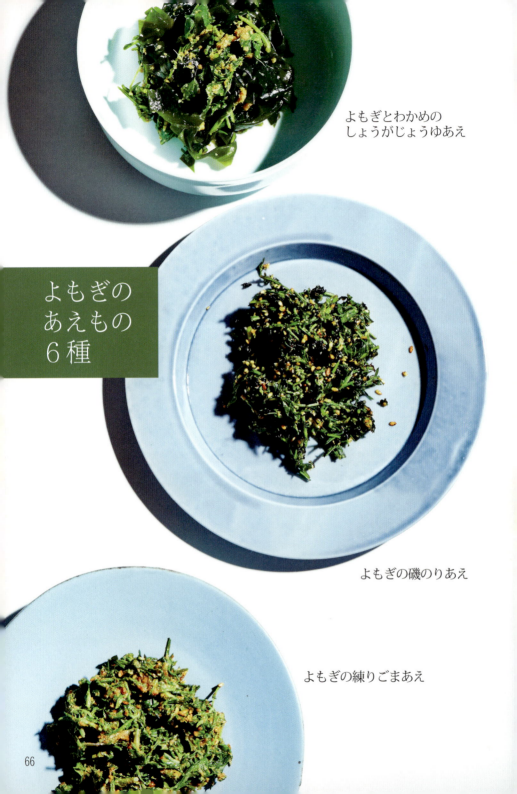

よもぎとわかめの
しょうがじょうゆあえ

よもぎの
あえもの
6種

よもぎの磯のりあえ

よもぎの練りごまあえ

よもぎとにんじんの
酢みそあえ

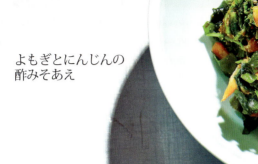

よもぎのごまあえ

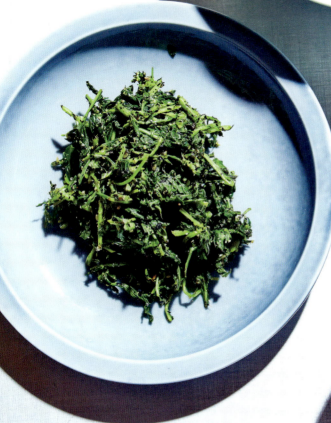

よもぎの
磯辺あえ

MEMO

よもぎのあえものは、採りたて摘みたての
新鮮なよもぎで作ってちょうだいね。味と
香りがよくて、浄血と造血に働くよ。

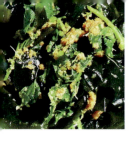

よもぎとわかめの
しょうがじょうゆあえ

魚や油脂の毒消しにもなる超ヘルシーなおかず。

材料（2人分）
アク抜きしてしぼった
　よもぎ（P24～26）
　　……35g
塩蔵わかめ……15g
古根しょうが
　　……25g（1個）
しょうゆ
　　……大さじ1と1/2

作り方

1　塩蔵わかめは塩を洗い流し、少量の水（分量外）につけてもどし、サッと湯通しして水洗いしてから1cm幅に切って水気をきる。

2　しょうがはすりおろして、しょうゆと合わせておく。

3　アク抜きしてしぼったよもぎは1cm幅に切り、1のわかめと2を加え、右回転でしっかりあえる。

MEMO

新しょうがより薬効のある古根しょうがを使ってちょうだいね。塩蔵わかめはたっぷりの水に長くつけてもどすとふやけて、ミネラルが流れて陰性になってしまうよ。よもぎとしょうがは油脂の毒消しに。しょうがと海藻は魚の毒消しになる。このベストマッチのあえもので体を建てかえ、立て直そう。

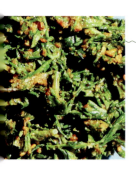

よもぎの練りごまあえ

いりごまをすって
ごまペーストと合わせると
コクがあっておいしくなる。

材料（2人分）
アク抜きしてしぼった
　よもぎ（P24～26）
　　……35g
洗い金ごま……大さじ1
ごまペースト……小さじ2
しょうゆ……大さじ1

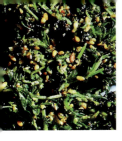

よもぎの磯のりあえ

野の幸と海の幸を組み合わせた
体が喜び、命が喜ぶ一品。

材料（2人分）
アク抜きしてしぼった
　よもぎ（P24〜26）
　　……35g
磯のり……2g
洗い金ごま……大さじ1
しょうゆ……大さじ1
ごま油……小さじ1/2

作り方

1　アク抜きしてしぼったよもぎは1cm幅に切る。

2　磯のりは、フライパンで軽くいり、ザルに入れる。

3　金ごまは「ごまあえ」（P72）の2を参照していり、すり鉢で七分通りする。

4　3の上に2の磯のりをのせてしょうゆを回しかけ、上からごま油をふりかける。

5　すぐに1のよもぎを入れ、手で右回転であえる。

MEMO

磯のりは、からいりして湿気を飛ばして調理すると香りが一段と違ってくる。材料を混ぜるときは、5本の指で回転させながらギュッとつかんで混ぜると陽性な気が入るからおいしくなる。

～～～～～～～～～～～～～～～～～～～～

作り方

1　アク抜きしてしぼったよもぎは、1cm幅に切る。

2　金ごまは「ごまあえ」（P72）の2を参照している。

3　2をすり鉢に入れてすりこぎで8割方すり、ごまペーストとしょうゆを加える。これに1を入れ、手で右回転であえる。

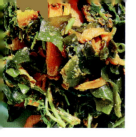

よもぎとにんじんの酢みそあえ

みりんを煮きったら間髪を入れず酢を入れて、火を止める。
絶妙なタイミングで作る酢みそがミソ！

材料（4人分）
アク抜きしてしぼった
　よもぎ（P24～26）
　　……35g
にんじん……20g強
塩……少々
水……小さじ1
塩蔵わかめ……15g

酢みそ
　洗い金ごま
　　……大さじ1と1/2
　みりん……大さじ1
　酢……大さじ1
　みそ……大さじ1弱

作り方

1　アク抜きしてしぼったよもぎは、1cm幅くらいに切る。

2　にんじんは5mm幅の薄い短冊切りにし、塩をまぶしてなじませ、土鍋に入れて水を加える。木栓でふたの穴をふさぎ、弱火にかけてやわらかく蒸し煮に。

3　塩蔵わかめは塩を洗い流し、少量の水（分量外）につけてもどし、サッと湯通しして、水洗いしてから1cm幅に切って水気をきる。

4　酢みそを作る。金ごまは「ごまあえ」（P72）の2を参照していり、すり鉢に入れ、すりこぎで8割方する。

5　小鍋を中火にかけ、みりんを入れて加熱する（**A**）。沸騰してアルコール分が飛んだら酢を加え、すぐ火を止める。

MEMO

にんじんの蒸し煮の水は極少量で、火が通ったところで火を止めたら、余熱で煮える。今回はみそを使ったけれど、塩で作ってもいいね。料理は創意工夫の世界。自由自在である！

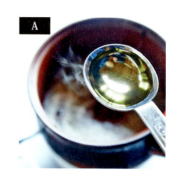

6　4にみそを加えてすり混ぜ（B）、5を加えてさらにすり混ぜる。

7　1のよもぎの水気をしぼり、6に入れ、すべての材料を加え、右回転であえる。

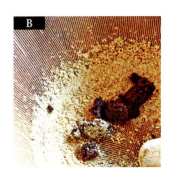

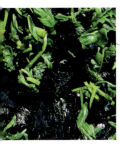

よもぎの磯辺あえ
よもぎをアク抜きしていれば、
アッという間にできる料理。

材料（2人分）
アク抜きしてしぼった
　よもぎ（P24〜26）
　　……35g
板のり……1枚
水（または昆布だし汁）
　　……少々
しょうゆ……大さじ1

作り方
1　アク抜きしてしぼったよもぎは、1cm幅に切る。

2　板のりを半分に折り、2枚重ねて直火でサッと両面あぶり、湿気を飛ばす。

3　2ののりをちぎってボウルに入れ、水を入れてしめらせ、しょうゆを加えて2〜3分おく。

4　3に1を入れ、右回転であえる。

MEMO
板のりは焼きのりでも必ずあぶること。湿気をとると香りがよくなり、しょうゆにだしが出ておいしくなるよ。

磯辺あえは、せりやみつば、いのこづちやしろざなど、いろいろな季節の野草で楽しめるし、小松菜や大根葉でもおいしいよ。海の幸野の幸を組み合わせる料理で元気が出る！

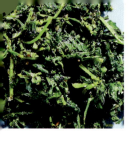

よもぎのごまあえ3種

ごまとしょうゆだけのさっぱりとしたのもいいけど、
お好みでみりんを入れても。

ごまあえ

材料（2人分）
アク抜きしてしぼった
　よもぎ（P24〜26）
　……35g
洗い黒ごま……大さじ1/2
しょうゆ……大さじ1/2

作り方

1　アク抜きしてしぼったよもぎは、1cm幅に切る。

2　土鍋の片手鍋を中火にかけ、熱くなったところに洗い黒ごまを入れる。鍋をゆすりながら、パチパチとはぜて、ごまがふくらむまでいる（**A**）。

3　2をすり鉢に入れてすりこぎで8割方すり（**B**）、しょうゆを加える。

4　3に1を入れ、手で右回転であえる（**C**）。

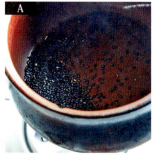

MEMO

いりごまやすりごまになって売られているごまは、使っちゃダメだよ！　洗いごまを買ってちょうだいね。ごまは油をもっているから植物性の油も酸化しているからね。酸化したものは血液を汚したり、動脈硬化の原因になる。洗いごまをいってそのつど使おう。

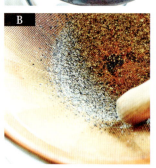
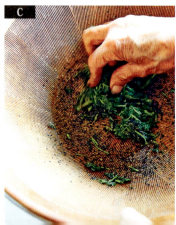

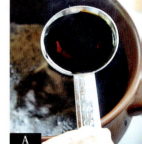

みりん入りのごまあえ

材料（2人分）
アク抜きしてしぼった
　よもぎ（P24〜26）
　　……35g
洗い黒ごま……大さじ1/2
みりん……大さじ1/2強
しょうゆ……大さじ1

作り方

1　P31の「あんこ」の3を参照して煮きりみりんを作り、しょうゆを加える（**A**）。

2　洗い黒ごまはいってすり鉢で8割方すり、1を加える。

3　アク抜き後にしぼって1cm幅に切ったよもぎを2に入れ、手で右回転であえる。

酒入りのごまあえ

材料（2人分）
アク抜きしてしぼった
　よもぎ（P24〜26）
　　……35g
洗い黒ごま……大さじ1
酒……大さじ1
しょうゆ……大さじ1弱

作り方

1　洗い黒ごまはいってすり鉢で8割方する。

2　小鍋に酒を入れて沸騰させたところに（**B**）、しょうゆを加える。

3　1のごまに2を加え、アク抜き後にしぼって1cm幅に切ったよもぎを加え、手で右回転であえる。

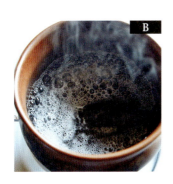

干しよもぎのおひたし
早春の若い葉をゆでて乾燥させたよもぎを、食卓の一品に！

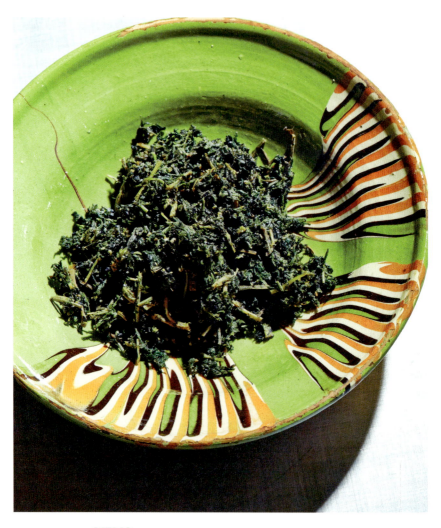

MEMO

よもぎの新芽や若葉を干しておくと、いつでも手軽な一品ができるよ。しめらせたものをみそ汁に入れるのもいいね。

なるべく早いうちに食べること。長期間保存していると味も落ちるからね。

材料（作りやすい分量）
干しよもぎ（下記）……10g
白湯……少々
洗い黒ごま……大さじ1
ごま油……小さじ1/2
しょうゆ……大さじ1

作り方
1 　干しよもぎを少しの白湯でしめらせてもどす（A）。

2 　1を軽くしぼり、1cm幅くらいに切る。

3 　洗い黒ごまは「ごまあえ」（P72）の2を参照していったらすり鉢に入れ、すりこぎで8割方する。

4 　3にごま油としょうゆを入れて混ぜ、2のよもぎを入れて手で右回転であえる。

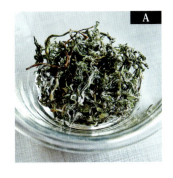

干しよもぎ

材料
よもぎ（7cmくらいまで）……適量
塩……大さじ1

作り方
若いよもぎ（A）を、塩を入れた熱湯でサッとゆで、水にさらして水気をしぼり、ザルに広げて日陰の風のある場所でカラカラに干す（B・C）。

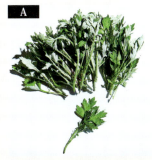

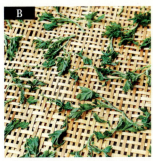

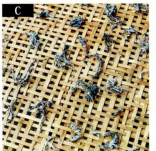

よもぎの しょうゆ炒め

よもぎが
摘める時期には、
頻繁に登場させたい
簡単料理。

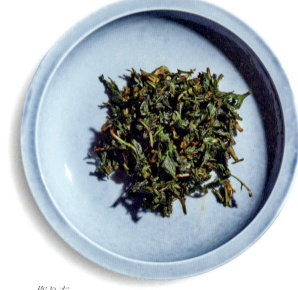

材料（作りやすい分量）
アク抜きしてしぼった
　　よもぎ（P24～26）
　　……35g
ごま油……小さじ1
酒……大さじ1
しょうゆ
　　……大さじ1＋小さじ1

作り方
1　アク抜きしてしぼったよもぎは、1cm幅くらいに切る。

2　フライパンを熱してごま油を回し入れ、1のよもぎを入れて菜箸を右回転で回してサッと炒める。

3　2に酒をふって右回転で混ぜ、アルコール分が飛んだらしょうゆを鍋肌から回し入れ、再度右回転で混ぜて仕上げる。

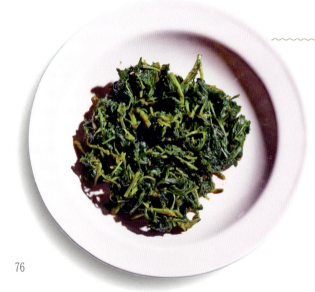

よもぎの 甘辛煮

みりんを加えて
少し甘めに煮れば、
だれでも抵抗なく
食べられる。
お弁当にも。

よもぎの炒め煮

よもぎの葉緑素が鉄分を補って、貧血によいおかず。

材料（作りやすい分量）
アク抜きしてしぼった
　よもぎ（P24～26）
　……35g
ごま油……小さじ1
塩……少々
酒……小さじ1
みりん……小さじ1
しょうゆ……大さじ1

作り方
1　アク抜きしてしぼったよもぎは、1cm幅くらいに切る。

2　フライパンか土鍋を熱してごま油をひき、1のよもぎを入れて塩をふり、菜箸を右回転で回して軽く炒める。

3　2に酒をふって右回転で混ぜ、アルコール分が飛んだらみりんを加え、再度右回転で混ぜる。

4　みりんのアルコール分が飛んだらしょうゆを入れて右回転で混ぜ、3～4分煮る。

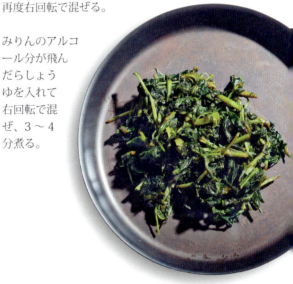

材料（作りやすい分量）
アク抜きしてしぼった
　よもぎ（P24～26）
　……35g
昆布だし汁（P83）
　……大さじ1
しょうゆ……大さじ1
酒……大さじ1
みりん……大さじ1
塩……少々

作り方
1　土鍋に昆布だし汁を入れてしょうゆと酒、みりんを加えて煮立て、甘辛い煮汁を作っておく。

2　アク抜きしてしぼったよもぎを1cm幅に切って1に入れ、菜箸で右回転で混ぜ、塩をふって混ぜながら、弱火で3分ほど煮る。

よもぎのペペロンチーノ

サッパリいただけるパスタ。
よもぎと大根おろしが油の毒消しと消化に働く。

材料（2人分）
アク抜きしてしぼった
　よもぎ（P24 〜 26）
　　……45g
スパゲティ……200g
塩（スパゲティを
　ゆでる用）
　　……大さじ山盛り1
にんにく……14g（2片）
しょうが……30g
赤とうがらし……1本
ごま油……大さじ1
塩（味つけ用）
　　……小さじ1
しょうゆ……大さじ1/2
こしょう（好みで）
　　……少々
大根おろし……1カップ

作り方

1　アク抜きしてしぼったよもぎは1cm幅に
　　切る。

2　たっぷりの湯に塩を加え、スパゲティを入
　　れてゆでる。

3　スパゲティをゆでている間ににんにくと
　　しょうがをみじん切りにし、赤とうがらし
　　は半分に切って種をとる。

4　フライパンを中火にかけ、生ぬるいくらい
　　に温まったらごま油を入れ、にんにくを炒
　　める。しょうがを入れて1のよもぎを入
　　れる。

5　4に赤とうがらしを入れて塩をふり、ゆで
　　汁1/2カップを入れ、アルデンテ（少し
　　芯が残る状態）にゆであげたスパゲティを
　　入れて右回転で混ぜる。

6　隠し味のしょうゆを鍋肌から回し入れ、好
　　みでこしょうをふり、大根おろしを入れて
　　すぐに火を消し、スパゲティにからめて仕
　　上げる。

MEMO

ばあちゃんの野草入りペペロンチーノは大地からの贈り物。よもぎの
ほかに、たんぽぽの葉やはこべ、よめな、なずな、せり、つゆくさな
どがオススメ。ペペロンチーノはお金がかからないから別名「貧乏パ
スタ」と呼んでいるけど、栄養と滋養が詰まっていて元気が出る！

油はごま油かなたね油のどちらでもOK。

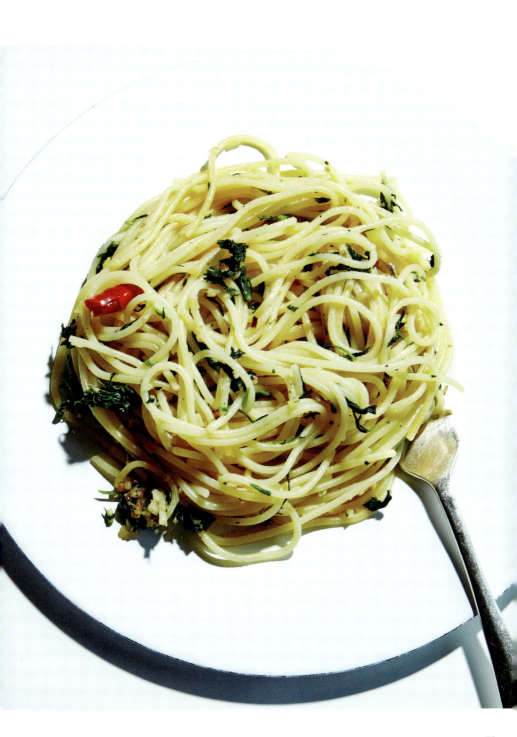

よもぎのみそ汁3種

よもぎと里芋のみそ汁

毒素を体外に排出する効果があるのは里芋。
血液をきれいにするのはよもぎの葉緑素。

材料（2人分）
よもぎ（新芽の生葉）
　……7g　または
アク抜きしてしぼった
　よもぎ（P24～26）
　……10g
里芋……大1個
昆布だし汁（P83）
　……1と1/2カップ
米みそ(できれば三年みそ)
　……大さじ2

MEMO
摘みたての新芽なら生葉をそのまま散らしていいよ（P18を参照）。

作り方

1　里芋は目の粗い布かスポンジで泥を洗い落とし、包丁の刃を立てて皮をそぎ、半分に切ってから5mm幅に切る。

2　よもぎは1cm幅に切る。

3　土鍋に昆布だし汁を入れ、里芋を加えて煮る。

4　米みそをすり鉢に入れて3の煮汁を少し加え、すりこぎですり混ぜて溶いておく。

5　里芋に火が通ったら2のよもぎを加え、4を加え、沸騰寸前に火を止める。

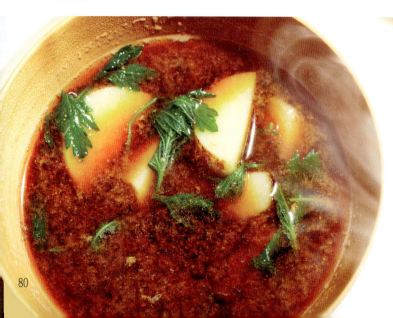

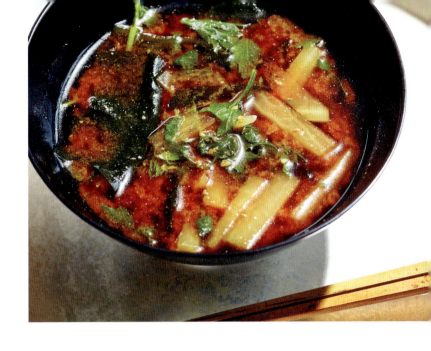

よもぎと大根のみそ汁

大根のみそ汁によもぎを取り合わせると
ど根性がつく。

材料（2人分）
よもぎ（新芽の生葉）
　……7g　または
アク抜きしてしぼった
　よもぎ（P24〜26）
　……10g
大根……55g
塩蔵わかめ……5g
米みそ
　（できれば三年みそ）
　……大さじ2
昆布だし汁（P83）
　……2カップ
ごま油……小さじ1

作り方

1　大根は皮つきのまま5mm幅の細切りにする。よもぎは1cm幅に切る。

2　塩蔵わかめは塩をしっかり洗い落とし、水に短時間つけてもどし、食べやすい大きさに切る。

3　米みそは玉じゃくし1杯のだし汁で溶いておく。

4　土鍋を熱してごま油をひき、1の大根を入れて1〜2分軽く炒める。

5　4に残りの昆布だし汁を入れ、沸騰したら1のよもぎと2のわかめ、3を加え、すぐに火を止める。

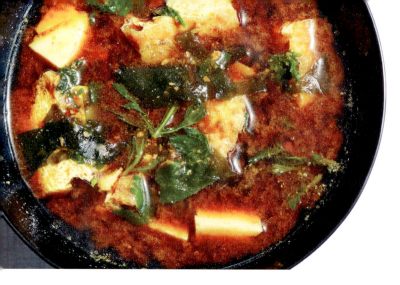

よもぎと豆腐、油揚げのみそ汁

春の新芽は、色鮮やかで香りがよい。
おまけに、肝臓が癒される。

材料（2人分）
よもぎ（新芽の生葉）
　　……7g　または
アク抜きしてしぼった
　　よもぎ（P24〜26）
　　……10g
油揚げ……1/4枚
塩蔵わかめ……5g
豆腐……1/8丁（35g）
米みそ（できれば三年みそ）
　　……大さじ2
昆布だし汁（P83）
　　……2カップ

作り方

1　よもぎは1cm幅に切る。油揚げは熱湯で2分ゆでて油抜きし、たんざく切りにする。

2　塩蔵わかめは塩を洗い落とし、水に短時間つけてもどし、食べやすい大きさに切る。

3　米みそは玉じゃくし1杯のだし汁で溶いておく。

4　土鍋に残りの昆布だし汁を入れ、油揚げを入れて煮る。1.5cmのさいの目に切った豆腐と1のよもぎ、2のわかめを加え、3を入れて沸く寸前に火を止める。

MEMO

みそ汁をグラグラ煮るのはNG。みその酵母菌がなくなるからね。

みそ汁は一人一人がもっている本能のセンサーで、おいしいと感じる味が、その人の体にいちばんいい塩梅なんだよ。

だしのとり方

昆布だし汁
（みそ汁、めんつゆに使用）

材料（基本の分量）
昆布……5 × 8cm
水……3カップ

作り方

1 土鍋に昆布と水を入れ、3時間以上つけておく（夏なら3時間。冬なら6時間以上）。

2 1を中火にかけ、煮立つ寸前で昆布を取り出す。

MEMO

金属の鍋やボウルで昆布を水につけると、いいだしが出ないよ。

MEMO

だしをとるときは、昆布と干ししいたけを一緒に水につけたり、煮出してはいけないよ。

しいたけだし汁
（めんつゆのみに使用）

材料（基本の分量）
干ししいたけ……3個
水……2カップ

作り方

1 土鍋に干ししいたけと水を入れ、ふたをしないで中火にかける。

2 沸騰したら中火にしてしばらく煮立たせ、しいたけの陰を飛ばす。

3 七分目くらいまで減ったら、火を止める。

MEMO

きのこはとても陰性が強いから、ばあちゃんはめったに料理に使わないけど、干ししいたけのだしは陰陽の調和でそばつゆには使う。ただしみそ汁には絶対使わないよ。陽性のみそ汁を陰性にしてしまうからね。

大きく広がって薄くて軽い陰性しいたけはだしが出ない。身が陽性に締まったどんこがいいよ。

83

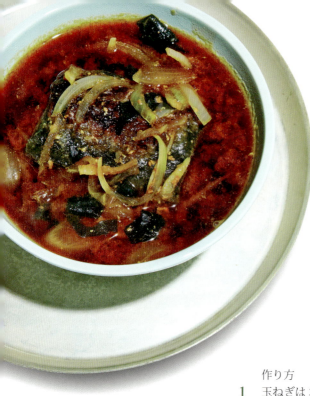

よもぎもち入りみそ汁

体がポカポカ芯から温まる。貧血や冷え性、母乳不足の人には絶対食べてほしい。

材料（2人分）
よもぎもち……2個
玉ねぎ……小1/4個
切り干し大根……4g
塩蔵わかめ……5g
米みそ（できれば三年みそ）
　　……大さじ2
昆布だし汁（P83）
　　……2カップ

MEMO
よもぎもちは焼いて椀に入れてみそ汁を注ぐのもよいし、みそ汁の鍋に焼いたもちを入れてもよい。寒いときは旬の根菜類もオススメ。

作り方

1　玉ねぎは3mm幅のくし形に切る。切り干し大根は少量の水でもどす。

2　塩蔵わかめは塩をしっかり洗い落とし、水に短時間つけてもどし、食べやすい大きさに切っておく。

3　米みそは玉じゃくし1杯のだし汁で溶いておく。

4　土鍋に残りの昆布だし汁と切り干し大根を入れて火にかけ、切り干し大根に火が通ったら、玉ねぎを加える。

5　玉ねぎが煮えたら2のわかめと3を入れ、焼いたよもぎもちを加え、沸く寸前に火を止める。

よもぎもちの甘辛焼き

繁殖力と耐寒性のあるよもぎは陽性の収れん性がある。
よもぎのおもちで冬の寒さを乗り越えよう。

材料（2人分）
よもぎもち……2個
みりん……大さじ1弱
しょうゆ……大さじ1弱
板のり……1/2枚
　（横半分に切ったもの）

作り方

1　小鍋にみりんを煮立ててアルコール分を飛ばし、煮きりみりんを作る。

2　1にしょうゆを加え、タレを作る。

3　よもぎもちはこんがりと焼き、2の鍋に入れてタレをからめ、あぶって半分に切った板のりで巻く。

MEMO

タレの甘みは、みりんまたは米あめなど、良質で安全な甘味料を使うこと。

よもぎのふりかけ

よもぎは食物繊維もミネラルも豊富！
最強のスーパーフードをふりかけに。

材料（作りやすい分量）
アク抜きしてしぼった
　よもぎ（P24～26）
　　……35g
塩……小さじ1と1/2
洗い金ごま
　……大さじ1と1/2
乾燥わかめ……4g
青のり……小さじ1
板のり……1枚
しょうゆ
　……小さじ1/2

作り方

1　鉄のフライパンに塩を入れ、弱めの中火にかけ、木べらを右回転で回しながら30分以上かけている。

2　すり鉢に1を入れ、すりこぎを右回転で回しながら10～30分かけて微粉末になるまでする。

3　よもぎは細かく刻んで熱しておいたフライパンに入れ、中火でじっくりといってカラカラにする（A）。

4　金ごまは「ごまあえ」（P72）の2を参照している。

5　フライパンを中火にかけて温め、わかめを入れて1～2分からいりする。すり鉢に移し、すりこぎでついて細かく砕く。

6　板のりは細かくちぎってからいりし、やはりすりこぎで細かくする。青のりもサッといる。

7　すべての材料を混ぜるが、最初から全部混ぜないで、塩加減を見ながら少しずつ混ぜる。

8　仕上げにしょうゆをふって密閉瓶に入れて保存する。

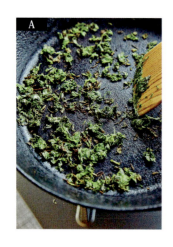
A

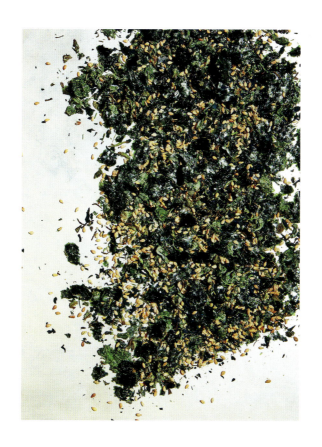

MEMO

よもぎの繊維を刻んで、しっかりいる。焼き塩は30分以上かけて念を入れていり、それをすり鉢でする。しょうゆは香りづけで隠し味。手間暇かけて自分で作ったふりかけは、世界でいちばん安心安全。

塩と材料の割合は、病人用は塩と具が3対7で塩を多く、健康な人には2対8、子ども用は1対9の塩加減にするといい。

いり塩は時間があるときに多めにいってすっておくと、作りたいときにふりかけを作れるよ。

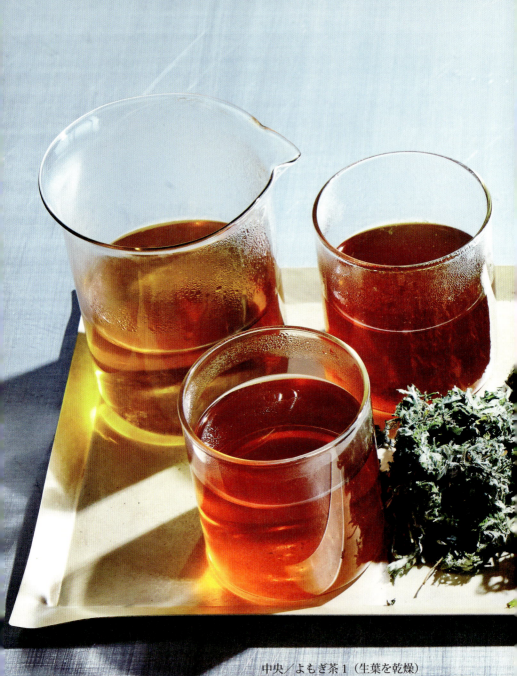

中央／よもぎ茶1(生葉を乾燥)
左奥／よもぎ茶2(アク抜きして乾燥)
右奥／市販のよもぎ茶

よもぎ茶

血液の浄化と造血に、そして、
貧血や冷え性、アレルギー体質の改善に!
春に摘んで干したものは
独特の風味が味わえる。

材料（作りやすい分量）
乾燥よもぎ（P90・91 または市販品）
　……ひとつかみ
水……1ℓ

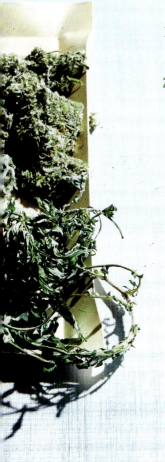

作り方

1. 土瓶か土鍋に水と乾燥よもぎを入れ、ふたをしないで中火にかける。

2. 沸騰したら弱火にし、20分かけてゆっくりと煮出す。

※貧血、冷え性、低体温など陰性体質の人が飲む場合は、よもぎの量を少し増やして濃く煮出すとよい。

MEMO

よもぎ茶は血液をきれいにし、体にたまったダイオキシンや残留農薬、重金属などの有害物質を排出する働きもあるといわれているスグレモノのお茶!

よもぎ茶は体が求めているときや、症状が出ているときに飲むと効果がわかる。

煮出したら1日で飲みきること。次の日に持ち越すと味が変わり、効能も薄まる。

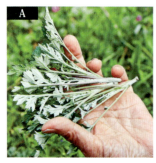
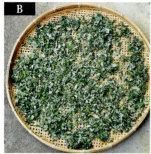
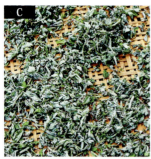
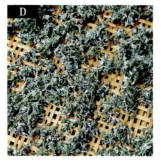

よもぎ茶1
(生葉を乾燥)

材料（作りやすい分量）
6～7cmくらいに育ったよもぎ
　……適量

作り方

1　天気のよい日の朝に若いよもぎを摘み（**A**）、洗ってザルにあげ、しっかり水きりすること。

2　1を短くカットしてから竹ザルなどに広げ、天日に当てて1日干して、水分を蒸発させる（**B**）。

3　翌日からは、風通しのよい日陰でカラカラになるまで干す（**C**・**D**）。

MEMO

一度刈って伸びてきたよもぎは栄養分も効能もなく、アクが強いので、摘まないこと。

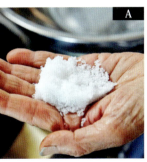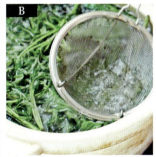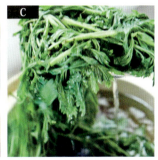

よもぎ茶2
(アク抜きして乾燥)

材料(作りやすい分量)
10cmまでのよもぎ……適量
湯……適量
塩……大さじ1

作り方
1　よもぎは洗ってザルにあげ、水きりする。

2　大鍋に湯をグラグラ沸かして塩を入れ(**A**)、よもぎを入れて沈める(**B**)。

3　20秒ゆでてザルにあげる(**C**)。

4　水を張ったボウルに3を入れ、手早く洗ってさまし(**D**)、水気を完全にしぼって竹ザルなどに広げ(**E**)、風通しのよい日陰でカラカラになるまで干す(**F**)。

MEMO
アトピー性皮膚炎の子どもによもぎ茶を飲ませたり、よもぎのお風呂に入れてやると(P100)、かゆみが止まり、皮膚がきれいになる。

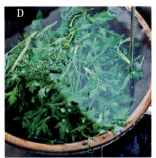
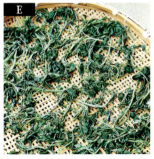
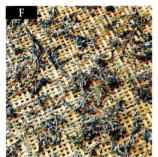

よもぎの種茶

9月から11月にかけて、よもぎの先端に
種が密集してついています。
これを見逃したらもったいない。
干して種茶にすれば、肝臓の薬になります。

材料（作りやすい分量）
乾燥種つきよもぎ（下記）……20g
水……1ℓ

作り方
1 土鍋を温め、乾燥種つきよもぎを手で折って入れ、10分くらい焙煎する。

2 土瓶か土鍋に水と1を入れ、中火にかける。

3 沸騰したら弱火にして20分煮出し、茶こしでこす。

乾燥種つきよもぎ

材料
種つきのよもぎ……適量

作り方
1 秋の天気のいい日の朝、種をつけたよもぎを枝ごと刈りとり、洗ってしっかり水きりする。

2 1を竹ザルなどに広げ、天日に当てて1日干して、水分を蒸発させる。

3 翌日、数本ずつひもで束ねて竿などにかけ、風通しのよい日陰で完全に乾かす。

4 干し上がったものは、紙袋に入れて保管。あればさらに缶に入れるとよい。

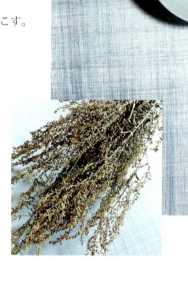

MEMO

よもぎは晩秋になると種をつけるから、刈ってお茶用に干しておくといいよ。できれば新月に刈るのがいい。人の体も植物も、一月でいちばん陽性になる日だからね。

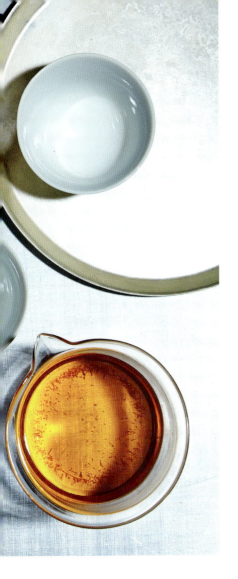

かわらよもぎ茶

漢方でも使われる肝臓を癒すお茶。
アルコール性肝炎や慢性肝炎、
肝硬変、肝臓がんなどにオススメ。
黄疸の改善にも。

材料（作りやすい分量）
乾燥かわらよもぎ（下記）……20g
水……1ℓ

作り方
P92の「よもぎの種茶」の作り方を参照して作る。

乾燥かわらよもぎ

材料
花をつけたかわらよもぎ……適量

作り方
夏から秋にかけて花をつけたかわらよもぎを天気のいい日の朝に枝ごと刈りとり、P92の「乾燥種つきよもぎ」の作り方を参照して作る。

MEMO

かわらよもぎは、昔は河原にたくさん生えていたけれど、こつぜんと姿を消して、今はほとんど見なくなった。特に肝臓の悪い人が飲むといい。赤ちゃんが黄疸で生まれてきたら、おっぱいをあげているママが飲むと2日で治る！　この実例はいっぱいあるよ。

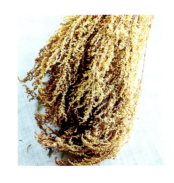

よもぎ酒

家庭で作れる薬用酒。温めて飲むと、不眠症の改善にも。

材料（作りやすい分量）
大きく成長したよもぎ
　（全草＝葉、茎、枝、根）
　　……瓶に入るだけの量
アルコール度数35度の玄米焼酎
　（P95）……瓶にいっぱいの量

作り方
1　よもぎは全草を使用し、枯れたり傷んだ葉を除く（**A**）。

2　きれいに洗い、水気をよくきって（**B**）、ザルに広げて1日天日で干す（**C**）。

3　茎を折り曲げたり（**D**）、キッチンばさみで適当にカットしながら（**E**）、密閉瓶に入れていく。

4　焼酎を注いでふたをし、冷暗所に置く。

5　1年後によもぎを取り出し、そのまま1〜2年ねかせる。

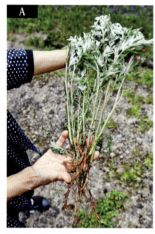
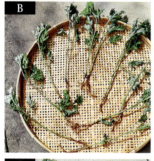
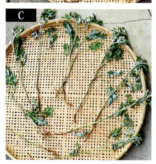
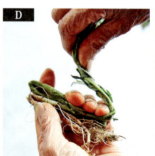
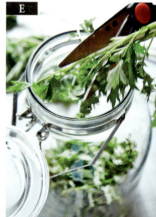

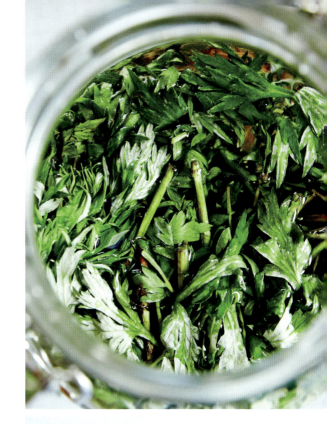

MEMO

お酒が好きな人は、悪い酒をやめて、体にいいよもぎ酒を作って飲んでほしいね。1～2年熟成させると深みが出るよ。

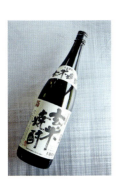

特製 玄米焼酎 35度
玄米を長時間水につけて、二度蒸しして仕込んだ焼酎。アルコール度数35度。1800㎖。／片山（問い合わせ先は巻末）

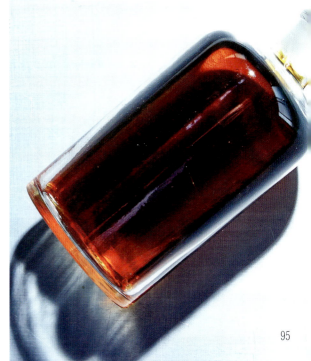

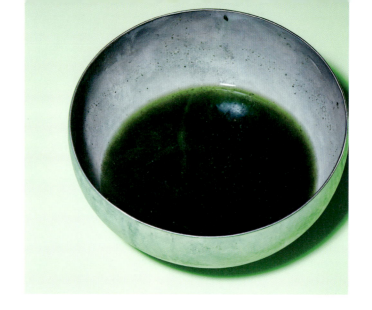

よもぎ粉の抹茶風

極陰性な抹茶の代わりに、
陽性なよもぎの粉でお茶を点てると
血液がきれいになる。

材料（1杯分）
よもぎ粉末（市販品）
　……小さじ山盛り1
湯……約1/2カップ

作り方
抹茶茶碗によもぎ粉末と熱湯を入れ、茶筅で抹茶風に点てる。

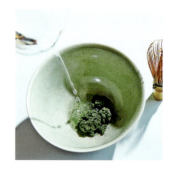

MEMO

抹茶はとても陰性な飲みもの。その上、極陰性の砂糖を使ったお菓子がセットで、茶道をたしなむ人は要注意。抹茶の代わりによもぎ粉末を使って、この本にあるような砂糖なしのお菓子を手作りすれば、体調が変わって明るい性格になるよ。

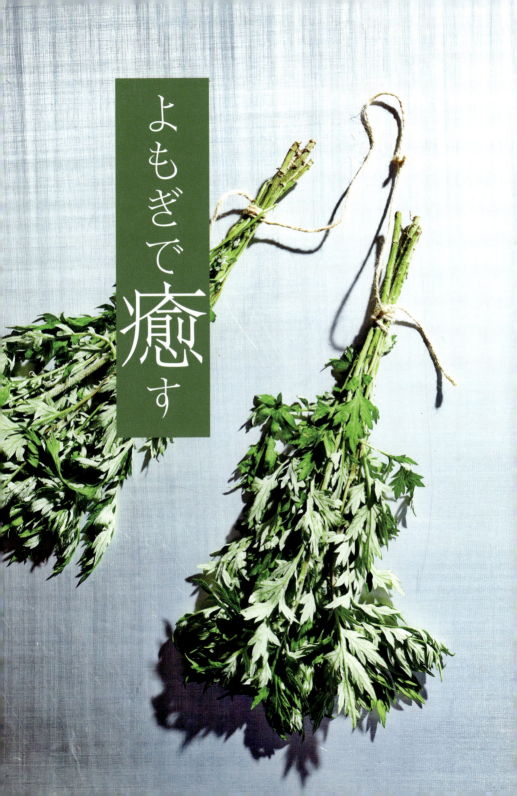

よもぎのしぼり汁

　よもぎをすりつぶしてしぼった汁は、熱を出したときにおちょこ1杯飲むと殺菌効果が発揮され、解熱剤としても働きます。虫下し（サナダ虫の駆除剤）にもなり、高血圧の改善にも一役。

　胃炎、腸炎、腎炎、肝炎などさまざまな炎症にも効果を発揮します。飲みにくい場合は、水を加えて飲むといいでしょう。

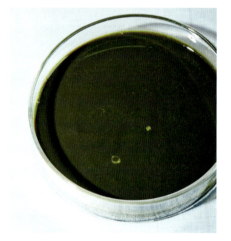

材料（作りやすい分量）
よもぎ（生葉）
　……50g
水……大さじ1
塩……少々

作り方
1　よもぎの生葉を摘み、洗って軽く水気をふき取る（**A**）。

2　1をまな板にとり、細かく刻む（**B**）。

3　2をすり鉢に入れ、ゴリゴリとすりつぶす（**C**）。

4　3に水を加えてさらにすり（**D**）、塩も加えてすり混ぜる（**E**）。

5　容器の上にガーゼを広げて4を入れ（**F**）、包んで口をねじり、しぼって汁を作る（**G**）。

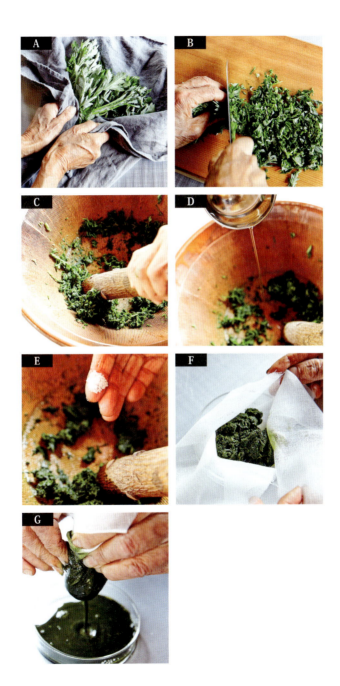

よもぎのお風呂

　干したよもぎの煎じ汁をお風呂に入れると、体が芯から温まり、血行もよくなります。肌もスベスベに。アトピー性皮膚炎の症状がよくなった人も多勢います。

　よもぎのお風呂は、毎日入ってもかまいません。アトピー性皮膚炎の場合、湿疹が出始めたらよもぎのお風呂に入るといいでしょう。

　お風呂には大きく育ったよもぎや種をつけたよもぎも使えます。

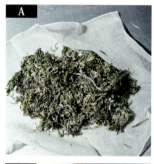

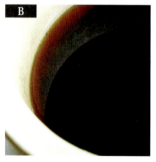

材料（1回分）
乾燥よもぎ（右ページ）
　……100g
粗塩……ひとつかみ

手順
1　乾燥よもぎ（**A**）を大鍋に入れて水をたっぷり注いで火にかけ、沸騰したら弱火で20分ほど煮出す（**B**）。

2　浴槽に半量ほど湯を入れ、**1**を入れて塩を加えて入る。

乾燥よもぎ

材料（作りやすい分量）
よもぎ……適量

手順

1. 大きく育ったよもぎを茎ごと刈り、6本ほどを1束にしてひもでくくって写真のように2束をセットにし、竿などにつるす。

2. 日なたで干してカラカラになったら、米の袋のような紙袋に入れて保存する。カビや湿気がこないよう管理をすること。

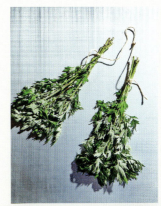

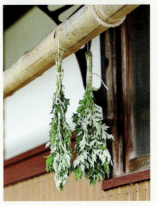

MEMO

よもぎを洗ってから干すか、洗わずに干すかは、どこで採ったかで判断するといいね。人がほとんど入らないような山のほうで採ったのなら、洗わなくてもかまわない。

よもぎの腰湯

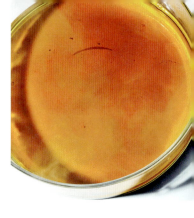

　腰湯はあらゆる婦人病に効果絶大。腸の病気、腎臓病、膀胱炎（ぼうこうえん）、前立腺（ぜんりつせん）のトラブルなど解消します。便秘や生理痛、更年期障害などの症状の改善例もたくさんあります。

　上記のような症状が出ている場合は、3日に一度か1週間に一度腰湯をするといいでしょう。閉経後、1か月に一度くらいの腰湯はオススメです。

　腰湯をした日はお風呂につからずにシャワーを使用のこと。

※腰湯に使った煎じ汁には目に見えないけれど体の毒素がたくさん出ているので、使用後は捨てること。

※塩は高価なものではなく粗塩でけっこうです。

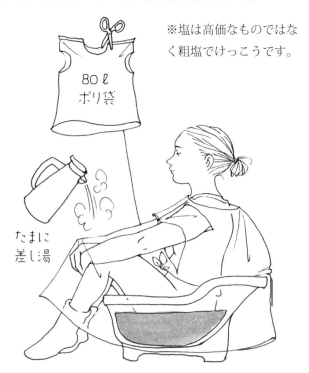

102

材料（1回分）・道具
乾燥よもぎ（P101）
　……100g
水
粗塩……ひとつかみ
ベビーバス
80ℓのポリ袋
熱湯を入れたポット
タオル
しょうが油（P105）
　……適量

手順
1　大鍋に乾燥よもぎを入れて水をたっぷり注いで火にかけ、沸騰したら弱火で25分ほど煮出して茶色い煎じ汁を作る。

2　ポリ袋に、首と腕を通す穴を開けておく（イラストを参照）。

3　ベビーバスにぬるめの湯を入れ、1の煎じ汁を加えて42度くらいに調整し、塩を加える。

4　腰湯に入る前に、梅しょう番茶（P105）を飲んでおく（汗をかいて塩気が抜けるので）。

5　上半身は上着を着て、下半身は靴下をはいて足元を温かくし、ベビーバスにお尻をつけ、足を開いて子宮によもぎ湯が届くようにする。2の袋を頭からかぶって体全体をおおい、20〜30分つかる。さめそうになってきたら、差し湯をしながら高めの温度を保つ。

6　出たら水気をきれいにふき、しょうが油をお尻、おなか、腰、股関節などにしっかりすり込み、リンパマッサージをする。

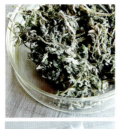

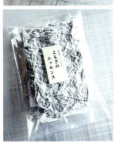

よもぎのエッセンス　腰湯用
京都府綾部市産・無肥料栽培・農薬不使用の天日乾燥よもぎ。100g入り。
／NORICA STYLE（問い合わせ先は巻末）

103

よもぎの足湯

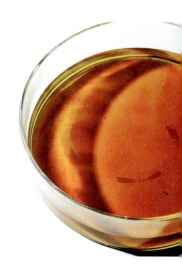

　風邪をひいたり体調の悪いときは、よもぎの足湯がいちばん！　頭痛、肩こり、足のむくみ、うつ気味の人も症状が緩和されてリラックスできます。また、デトックス効果もあります。

　腰湯同様、足湯のあとはしょうが油（P105）で足のリンパマッサージを。

　足湯は3日に一度か1週間に一度くらいを目安にするといいでしょう。

　足湯をした日は、お風呂に入らないように。

材料（1回分）・器具
乾燥よもぎ（P101）
　……50g
水
粗塩……ひとつかみ
バケツ（金属製）
保温ポット
タオル
しょうが油（P105）
　……適量

手順

1　大鍋に乾燥よもぎを入れて水をたっぷり注いで火にかけ、沸騰したら弱火で20分ほど煮出して茶色い煎じ汁を作り、塩を入れる。

2　足湯をする前に、梅しょう番茶（P105）を飲んでおく（汗をかいて塩気が抜けるので）。

3　1の1/3をバケツに入れ、残りは保温ポットに入れておく。

4　3を足をなんとか入れられるくらいの温度になるまでさましておく。

5　足を入れたり出したりしながら熱さに慣らしていき、20～25分足をつける。ぬるくなる前に保温ポットの熱い煎じ汁を差して、温度を保つ。熱い煎じ汁がなくなったら、熱湯を足してもよい。

6　足をきれいにふき、しょうが油をすり込みながら、3～4分、足先から上に向かってひざの表裏までリンパマッサージをする。爪の生え際や足の指の間、足三里や土踏まずの上の涌泉（ゆうせん）という腎臓のツボも押すと全身の血行がよくなる。

MEMO

少し熱ーいよもぎ湯に足をつけないと、効果半減。体が陰性だとすごく熱く感じ、人によって適温は違ってくる。お湯はどんどんさめるので、熱い煎じ汁を足しながら温めること。

梅しょう番茶

材料（1回分）
梅干し……1個
しょうがのしぼり汁……2滴
しょうゆ……小さじ1
三年番茶……2/3カップ
　（体調によって加減する）

作り方
1　湯のみに梅干しを入れ、割り箸3本でつついて、右回転でかき混ぜる。

2　種を除き、さらにつつきながら右回転で回しながら練る。

3　ペースト状になったらしょうがのしぼり汁としょうゆを加え、よく混ぜる。

4　3に熱い三年番茶を注ぎ、混ぜてから飲む。

しょうが油

材料（1回分）
しょうがのしぼり汁
　……小さじ1
ごま油（良質なもの）
　……小さじ1

作り方
小さめの器にしょうがのしぼり汁とごま油を入れ、人差し指で1〜2分間右回転で混ぜ、クリーミーな状態にする。作りおきはしないこと。

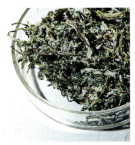
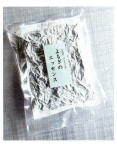

**よもぎのエッセンス
足湯用**
京都府綾部市産・無肥料栽培・農薬不使用の天日乾燥よもぎ。50g入り。／NORICA STYLE（問い合わせ先は巻末）

よもぎの葉っぱ湿布1
(手でもむ)

　昔の人は畑仕事の最中に鎌で切り傷を作ったときや虫にさされたとき、よもぎの生葉をもんで貼っていました。よもぎには収れん作用という引き締める力があるから止血効果や殺菌作用があり、痛みもとれることを知っていました。

　日頃甘いものや果物、清涼飲料水などをとって貧血、冷え性の陰性体質の人は、傷口がふさがりません。玄米の焼きおにぎり^(注1)と濃く煮出した黒焼き玄米茶^(注2)など陽性食にして体の血液を濃くすると、治りが早いです。

注1
土鍋で炊いた玄米ごはんを小さく握り、七輪でこんがりと焼いて、茶碗に入れたしょうゆにつけ、両面を軽く焼く。

注2
籾つきの玄米を右回転で2時間以上土鍋で焙煎し、炭状にしたお茶。

材料・器具
よもぎ
　……手のひらにのるくらいの量
塩……少々
包帯

手順
1　摘みたてのよもぎの葉は、洗わずに手にとり、塩をふる（A）。

2　両手でよもぎをはさみ、右手に力を入れて右回転で回してもむ（B）。

3　汁が出てきたよもぎ（C）を患部に貼り、包帯で固定する。

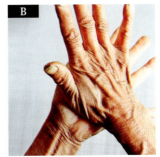

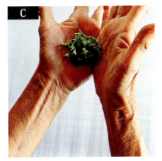

MEMO

よもぎは摘みたてを使うこと。時間がたっていると、乾燥して水分が出てこない。それと、摘んで洗ったりすると、傷口に水がしみて激痛が走るので絶対に洗わないように。

よもぎの葉っぱ湿布2
（すりつぶす）

　傷が大きいときは、たくさんよもぎを使うので、すり鉢ですりつぶしてから患部に貼ります。昔の人は畑や田んぼでけがをしたとき、よもぎを石でつぶして、手ぬぐいを裂いて固定していました。

　けがのほか、打ち身や骨折、腱鞘炎（けんしょうえん）の痛みにも。痔の場合は、すりつぶして出た汁を布にしみ込ませて肛門に当てると効果が早いです。

　ひどいけがの場合、水断ち、食断ちの半断食がよいです。

材料・器具
よもぎ……患部に合わせて適量
塩……少々
すり鉢・すりこぎ
さらしまたはガーゼ・包帯など

手順
1　摘みたてのよもぎは、そのまますり鉢に入れる。

2　最初はすりこぎでつくようにしてつぶしていき、それからゴリゴリとすりつぶしていく（**A**）。

3　よもぎから汁が出てペースト状になったら塩を加え、さらにすり混ぜる。

4　すり鉢から取り出してまとめ、患部に当てる（**B・C**）。上からさらしかガーゼでおおい、包帯などで固定する。3時間くらいで替える。

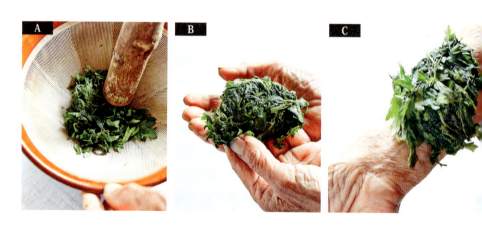

よもぎの葉っぱ湿布3
（すりつぶしてガーゼで包む）

　皮膚炎や炎症を起こしている箇所には、すりつぶしたよもぎを直接患部に貼ったり、ガーゼで包んで汁をしみ込ませてから当てて固定するといいです。

材料・器具
よもぎ……患部に合わせて適量
塩……少々
すり鉢・すりこぎ
ガーゼ・包帯など

手順
1　摘みたてのよもぎは、P108の「よもぎの葉っぱ湿布2（すりつぶす）」の手順1〜3を参照してすりつぶして塩を混ぜ、縦長に切ったガーゼの上に置く（**A**）。

2　ガーゼを折りたたみ（**B**）、患部に当てて上から包帯などを巻いて固定する。

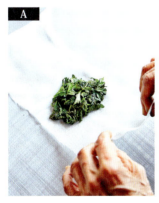
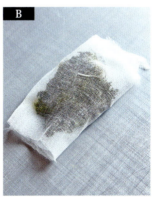

よもぎの帽子

　子どもが熱を出したとき、よもぎの葉を帽子に詰めて、頭にかぶせてみてください。2時間くらいで熱が下がります。熱中症にも効果てきめん。

　めまいや片頭痛、集中力がないときも、よもぎの帽子をかぶると落ち着きます。うつや精神不安定にも。頭の毛穴から出てくる毒素をよもぎが吸い取り、頭がすっきりします。

材料・器具
よもぎ……帽子にめいっぱいの量
帽子

手順
摘みたてのよもぎの葉を帽子の中にめいっぱい詰め込み、げんこつで押し込んで、頭にかぶる。

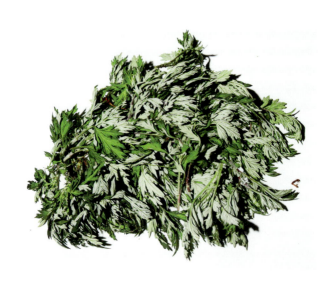

よもぎの生葉の枕

　熱があるときや頭痛のとき、よもぎの生葉を枕カバーに詰め込み、枕にして寝ると楽になります。生葉の陰性が熱を吸い取り、頭がすっきりします。首や肩のコリもとれます。

材料・器具
よもぎ……枕カバーにめいっぱいの量
枕カバー

手順
摘みたてのよもぎの葉を枕カバーにめいっぱい詰め込み、頭の下にして寝る。

よもぎの生葉のふとん

　子どもが発熱して全身が熱くてたまらない状態のときは、シーツの下によもぎを敷き詰めて寝かせると全身から悪い熱がとれます。熱中症にも効果があります。

材料・器具
よもぎ……ふとんに敷き詰められる量
ビニールシート・ふとん・シーツ

手順
敷きふとんの上にビニールシートを敷き、体を横にする部分に摘みたてのよもぎの葉を敷き詰め、その上にシーツをかぶせて寝る。

※ほかの野草が混ざってもよい。

乾燥よもぎの枕

　不眠症の人が増えていますが、干したよもぎを詰めた枕で寝ると安眠できます。よもぎの香り成分のシオネールには、リラックス効果と睡眠を促す効果があるからです。

　健康な人も、気持ちよく眠りにつけるでしょう。

　頭の水分や湿気でしめるので、天気のよい日は天日干しを。

材料・器具
乾燥よもぎ（P101）……枕カバーいっぱいの量
枕カバー

手順
よもぎは適当に切って天日でカラカラに干し、枕カバーに詰める。かたい茎は頭にゴツゴツ当たるので、なるべく葉っぱを入れるとよい。

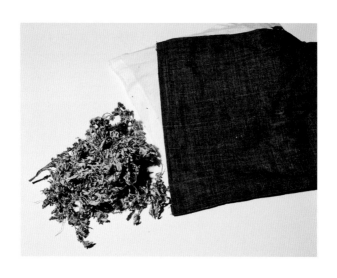

よもぎいぶし

　干したよもぎに火をつけていぶし、出た煙を吸うと、咳が止まることがあります。のどや鼻も楽になるので、風邪をひいたり花粉症の症状が出ているときはやってみるといいでしょう。

　ただし、火災報知器がついているマンションなどではやらないでください。

　材料・器具
　乾燥よもぎ（P101）……適量
　小さい火鉢または直径約20cmの植木鉢
　　（素焼きか瀬戸物）
　土または砂……適量
　鉢皿
　マッチまたはライター

　手順
1　火鉢の灰の上に干したよもぎを置くか、植木鉢に土か砂を入れてよもぎをのせるなど工夫して、火をつける。

2　よもぎが燃えないように、鉢皿で押さえながら煙を出して、鼻から吸ったり、口から吸ったりする。

　※部屋中にいい香りが広がる。

塩入りよもぎ茶1
(目の手当て)

目の疲れやものもらい、花粉症で目がかゆいときや白内障など目の病気には塩番茶（三年番茶に塩を入れたもの）が自然療法では一般的ですが、よもぎ茶があれば、よもぎの煎じ汁も効力があります。目がすっきりするので、ぜひ試してみてください。

材料・器具
よもぎ茶（P89の煮出したもの）
　……1カップ
塩……小さじ1
割り箸・脱脂綿またはガーゼ

手順
1　カップに塩を入れて熱いよもぎ茶を注ぎ、人肌にさます。

2　カットされた脱脂綿を二つ折りにして割り箸でつかみ、1の温かいよもぎ茶に浸してしぼる。

3　目をつむって2を目の上に当て、押さえ込むようにして目の温湿布をする。

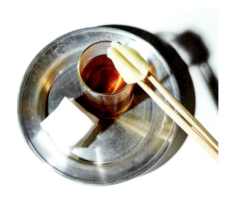

MEMO

広くて浅い容器に塩を入れ、よもぎ茶を注ぎ、顔をつけて、両目をパチパチまばたきをするのもいいよ。塩は先に入れること。

塩入りよもぎ茶2
(鼻の手当て)

　風邪や花粉症で鼻水が止まらなかったり、鼻づまりが
ひどいときには、煮出したよもぎ茶に塩を混ぜて鼻の中
を洗うと改善します。鼻の中にこびりついた花粉をきれ
いに洗い流し、よもぎの薬効と塩の収れん性で鼻の粘膜
を強化します。

　材料・器具
　よもぎ茶（P89の煮出したもの）……1カップ
　塩……小さじ1
　スポイト

　手順
1　煮出したよもぎ茶に塩を加え、塩が溶けたらスポイトに
　　とり、片方の鼻の穴にゆっくりと差し込んで、鼻の中で
　　よもぎ茶を吸い込む。

2　口からよもぎ茶を出し、これを数回繰り返すと鼻がすっ
　　きりとする。

115

よもぎチンキ

　よもぎを焼酎に漬けたよもぎチンキは、虫さされややけど、切り傷、ねんざなどの軽い外傷や、アトピー性皮膚炎、水虫、あせも、かゆみなどの皮膚のトラブル、腫れものに有効です。肩こりや首こりも楽になり、フケが出るときも頭皮に塗るとフケが抑えられます。即効性があって、何かと便利。

　花粉症の症状が出ているときは、よもぎチンキを綿棒につけ、鼻の穴やのどに塗ってみてください。中耳炎の場合は、耳の中にスポイトで1滴落とします。

材料・器具
よもぎ……瓶を満たす量
焼酎（アルコール度数35度の良質なもの・P95）
　……瓶を満たす量
瓶

手順

1　よもぎは採ったら洗わずに竹ザルなどに広げ、日なたで半日干して水分を蒸発させる（**A**）。

2　しんなりしたよもぎ（**B**）をキッチンばさみでカットしながら、瓶の口ギリギリまで詰める（**C**）。

3　2に焼酎をひたひたまで注ぎ（**D**)、ふたをする。

4　1か月以上たって琥珀色のチンキができたら、液体だけを別の瓶に移して保管をする。

　※できたチンキは、3年は使える。

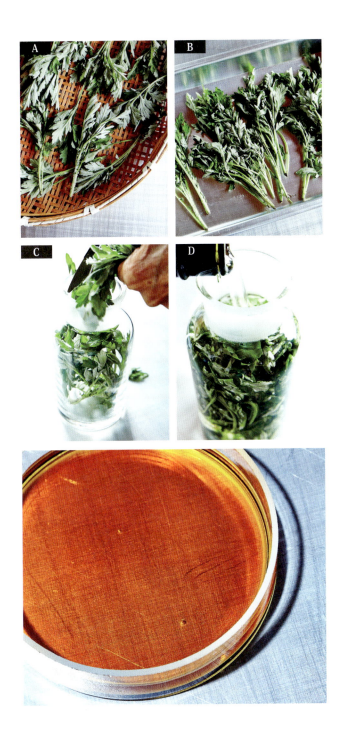

みそ灸

　お灸に使われるもぐさの原料はよもぎ。もぐさは葉の裏側の白い綿毛だけを集めて作られています。お灸は歴史の古い民間療法ですが、昔の人は家にある古いみそをお灸の下に敷いて「みそ灸」をしていました。

　みその塩気がツボを通って浸透して血流をよくするので早く元気になっていたのです。人間の体にはツボが全身にあるので、手や足、背中、首、肩などに昔の人はお灸を自分ですえたりして元気になって働いていました。

材料・器具
もぐさ……適量
古みそ……適量

手順
みそを丸めてツボに置き、もぐさをのせて火をつける。

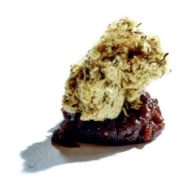

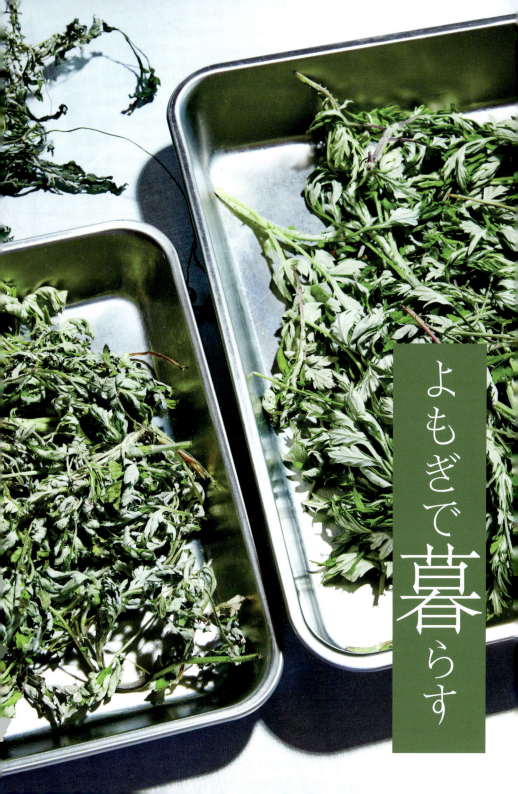

よもぎで暮らす

よもぎの煎じ汁染め

アトピー性皮膚炎など皮膚のトラブルがある人は、肌着やシーツ、枕カバー、タオルなど、直接皮膚に触れるものをよもぎの煎じ汁で染めると、よもぎがもつかゆみを軽減し、炎症を抑える作用や殺菌力が働いて、楽に過ごせるでしょう。薄茶色に染まるので、古いパンツやシャツを使用してください。

材料・器具
乾燥よもぎ（P101）
　……染めるものに合わせて適量
水……染めるものに合わせて適量
肌着、シーツ、枕カバー、タオルなど
鍋

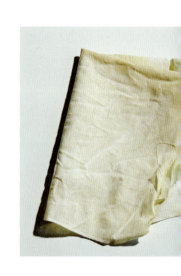

手順
1　干したよもぎと水を鍋（染め専用に）に入れ（水4ℓに対し、よもぎ100gを目安に、大物を染めるときは量を増やす）、火にかけて沸騰したら20分ほど煮出す。

2　1の煎じ汁に肌着、シーツ、枕カバー、タオルなどを入れ、弱火で20分ほどクツクツ煮る。

3　火を止めてさめたら、ゆすがないでそのまましぼって天日に干す。

4　染めたものを使用したら、汚れを洗って煎じ汁につけ、同様に干す。

※煎じ汁は火を入れれば、何度でも使用可。

乾燥よもぎで衣類の防虫

　衣類の防虫剤には毒性のある物質が使われており、それを使って保管された衣服を着ると、皮膚から吸収される心配があります。昔から使用されてきた天然のしょうのうや最近出回っているハーブの防虫剤もありますが、においがきついものが多いようです。
　でも、身近なもので工夫して作ることができます。干したよもぎと炭で簡単に防虫剤は作れ、香りもよくて、効果もあります。

材料・器具
乾燥よもぎ（P101）……適量
竹炭……2枚
さらしまたはガーゼ

手順
さらしまたはガーゼを広げ、乾燥よもぎと竹炭を置いて包み、タンスの引き出しの四隅に置く。

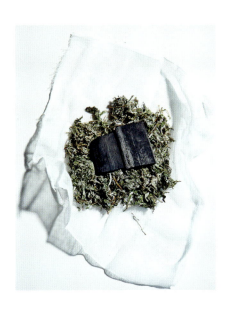

乾燥よもぎで米の防虫

　気温が高くなると、お米に虫がわきやすくなります。コクゾウムシやノシメマダラメイガという蛾などです。よもぎの干し葉を米びつや米袋に入れておくと、これらの発生を防ぐことができます。

材料・器具
乾燥よもぎ（P101）……適量
布の袋またはさらし、ガーゼ

手順
干したよもぎを布の袋に入れるか、さらしまたはガーゼで包み、米びつや米袋に入れる。

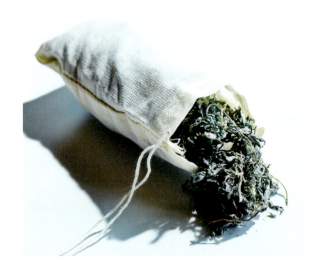

乾燥よもぎで部屋の消臭

　部屋のにおいが気になるとき、新建材の独特のにおいを消したいとき、消臭スプレーや置き型の消臭剤を購入する人がほとんどだと思いますが、体に有害な物質を含むものが多く、アトピー性皮膚炎や頭痛などの原因になっています。

　干したよもぎをいぶして煙を充満させれば、新建材のにおいもとれ、部屋の消臭にも役立ちます。

　ただし、壁に薄茶色のシミができる可能性があることを承知の上で行ってください。マンションなどで煙を感知する火災報知器が設置されている場合は、避けたほうが無難です。

　材料・器具
　乾燥よもぎ（P101）……適量
　小さい火鉢または直径約 20cm の植木鉢
　　（素焼きか瀬戸物）
　土または砂……適量
　鉢皿

　手順
1　火鉢の灰の上に干したよもぎを置くか、植木鉢に土か砂を入れてよもぎをのせるかして、火をつける。

2　よもぎがブワッと燃えないように、鉢皿で押さえながらいぶして煙を部屋に充満させる。

オススメの調味料と調理器具

　よもぎのパワーを活かすには、原料や製法にこだわった昔ながらの調味料が必須となります。鍋やフライパンも何を使うかで、味だけでなく料理の陰陽にも差が出てきます。しっかりと見極めて選択してくださいね。

調味料

塩

自凝雫塩【おのころしずくしお】
／NORICA STYLE
鉄釜を使用して淡路島の海水を薪火で炊き、杉樽でねかせたにがりの少ない塩。

なずなの塩／なずなの会
大分県の間越海岸の海水を使用。天日塩と、薪火で丸2日かけて炊きあげる釜焚塩がある。会員優先で販売。

みそ

自然栽培玄米みそ 玄人
／マルカワみそ
自家採種の蔵つき麹菌、自然栽培の大豆と玄米、天日湖塩を使用し、木桶で熟成。

しょうゆ

二年醸造しょうゆ／中村農園
自然農法（無農薬・無肥料）で栽培された丸大豆と丸小麦を使用。杉樽仕込みで2年熟成。

栄醤油 天／NORICA STYLE
自然農法栽培の国産丸大豆と小麦を使い、麹菌も自家採取。木桶で1年半熟成させている。

二年醸造薄口しょうゆ／中村農園
「二年醸造しょうゆ」同様、自然農法の原料を使用。杉樽で仕込まれた2年熟成の薄口しょうゆ。

純正醤油うすくち
／純正食品マルシマ
しょうゆ造りに最適な気候風土の小豆島で、じっくり熟成させた本醸造の淡口しょうゆ。

みりん

有機三州味醂／角谷文治郎商店
国内産有機もち米と自社蔵仕込みの有機米焼酎を使用し、加熱殺菌処理をしないで生詰めしている。

伝統製法熟成本みりん／白扇酒造
手作業で造られた米麹と自家醸造米焼酎を使い、90日仕込んで3年熟成。昔ながらの槽搾り。

本みりん・味醂酒
／ナチュラル・ハーモニー
原材料はすべて自然栽培（無農薬・無肥料）。槽でじっくり搾った無ろ過の濃厚なみりん。

油

鹿児島産 黒ごま油／鹿北製油
農薬・化学肥料不使用栽培の黒ごまを薪火で焙煎し、石臼式玉締め法で搾油。手すき和紙でろ過した芳醇な香りの油。

平出の胡麻油／平出油屋
無農薬の白ごまを原料に、石臼式玉締め法で搾り、手すき和紙でろ過。香りがよくおいしい油。

国産なたねサラダ畑／鹿北製油
無化学肥料栽培の非遺伝子組み換え菜種（九州・北海道産）を使用。圧搾絞製法のクセのない油。

ほうろく菜種油 伝承／りんねしゃ
国産菜種を天日干しし、伝統のほうろく釜でゆっくりと薪火焙煎した、圧搾一番搾りの食用菜種油。

ほうろく菜種油 荒搾り／りんねしゃ
伝統の薪火焙煎圧搾搾りそのままで、静置製法で上澄みだけをとった、搾ったままの油。加熱による水分調整や精製工程なし。

酒

純米 80 香取／寺田本家
無農薬米を使用した、生もと造り、無ろ過の自然酒。精米歩合 80％で、米本来のうまみが残っている。

酢

土のちから 純米酢／ NORICA STYLE
原料は富山県産の自家採種・無農薬・無施肥で栽培した米。蔵つき麹菌で醸し、土蔵で熟成している。

梅酢

真っ赤な梅酢／ NORICA STYLE
和歌山産の無農薬・無肥料栽培の梅を、自社農園産無施肥の赤じそを使って梅干しにした際にできた梅酢。

調理器具

土鍋

マスタークック深鍋／健康綜合開発
ゆっくり温度が上がるので、食材から天然のうまみと甘みが引き出される。耐熱衝撃温度は JIS 規格の 2 倍以上。

マスタークック浅鍋／健康綜合開発
炒めることができる土鍋。高い耐熱性と強度があり、から焚きしても安心。炒めものや炒め煮に。

けんこう片手鍋／健康綜合開発
土鍋の片手鍋。小サイズはごまをいったり、煮きりみりんに重宝。大サイズは煮ものや汁ものなどに。

フライパン

NakedPan フライパン 24cm 深形／及源鋳造
南部鉄器のフライパンは蓄熱力が高く、なかでも無塗装の鉄器である NakedPan は表面温度も高く、より油もなじみやすい。

精米器

細川製作所キッチン精米器 CE851／ NORICA STYLE
業務用精米方式の「一回通し」を家庭用に応用。米が割れにくく、温度上昇が少ないので、米の劣化を防ぎ、均一に仕上がる。

よもぎの生葉の入手について

　よもぎは自分で摘むのが基本です。「よもぎ入門」の章で示しているように、摘む場所や摘む時期が重要だからです。身近で摘める場所がない場合は、無農薬農家さんや農園に援農に行ったり、田植えイベントなどに参加した際に、畑や田んぼの近くに生えたよもぎを摘ませてくれるようお願いしてみましょう。
　地域にもよりますが、デパートの食品売り場などで販売されることもありますし、無農薬農園などの通販でも購入可能です。

摘んだ場所を明確にしている
適切な時期に販売している

といった点に注意して、購入するようにしましょう。

以下では、若杉友子の野草フィールド
(よもぎをはじめとした野草の摘み方を野外で伝える会) や
野草料理教室を主催しています。

若杉ばあちゃん 公式ホームページ
https://www.wakasugiba-chan.com

NORICA STYLE (京都府綾部市)
https://www.noricastyle.com
TEL 0773-55-0779

よ・も・ぎ書店 (千葉県茂原市)
http://www.e-oryza.com/yomogi
TEL 0475-34-8175

食材と調理器具の購入案内

商品提供

NORICA STYLE（しょうゆ・梅酢・乾燥よもぎなど）

TEL 0773-55-0779　https://www.noricastyle.com

マルカワみそ（みそ）　　TEL 0778-27-2111　http://marukawamiso.com

なずなの会（塩）　　　　TEL 0974-32-7111　http://www.nazunanokai.com

中村農園（しょうゆ）　　TEL&FAX 048-787-0405（注文は FAX にて受付）

純正食品マルシマ（しょうゆ）

☎0120-931-877　http://www.maru-shop.jp

角谷文治郎商店（みりん）TEL 0566-41-0748　http://www.mikawamirin.com

白扇酒造（みりん）　　　☎0120-873-976　https://www.hakusenshuzou.jp

ナチュラル・ハーモニー（みりん）

TEL 03-3703-0091　https://www.naturalharmony.co.jp

鹿北製油（油・ごま）　　TEL 0995-74-1755　http://www.kahokuseiyu.co.jp

平出油屋（油）　　　　　TEL 0242-27-0545

りんねしゃ（油）　　　　TEL 0567-24-6580　http://www.rinnesha.com

寺田本家（酒）　　　　　TEL 0478-72-2221　https://www.teradahonke.co.jp

San'ta Rosa 有機オーガニック・無農薬のサンタローサ（よもぎ茶）

TEL 011-557-2757　https://www.rakuten.co.jp/santarosa

片山（玄米焼酎）　　　　TEL 044-541-6336　http://www.kuranomoto.com

竹炭工房 三代目伝徳（竹炭）

TEL 0773-42-3169　https://www.takesumi-dentoku.com

協力

健康綜合開発（土鍋）　　TEL 03-3354-3948　https://kenkosogo.jp

及源鋳造（フライパン）　TEL 0197-24-2411　http://oigen.jp

ゑゑ塩梅（よもぎ酒）　　TEL 090-7490-9099　https://www.facebook.com/eeanbai

自然食品店 やさい村（無農薬野菜）

TEL 0422-47-6639　https://www.yasaimura.jp

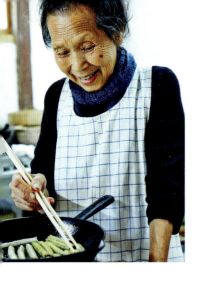

若杉友子（わかすぎ・ともこ）
1937年大分県生まれ。静岡市で川の汚れを減らす石けん運動などを行うなかで、自然の野草のチカラに着目。食養を世に広めた桜沢如一の教えを学び、1989年、「命と暮らしを考える店・若杉」をオープン。1995年、自給自足の生活を実践すべく、京都府綾部市の上林地区に移住。
現在は故郷の大分県に移り、陰陽の考え方にもとづいた野草料理と、日本の気候風土に根ざした知恵を全国で伝え続けている。
著書に『野草の力をいただいて～若杉ばあちゃん食養のおしえ』（五月書房）、『これを食べれば医者はいらない』（祥伝社）、『長生きしたけりゃ肉はたべるな』（幻冬舎）、『子宮を温める健康法』（WAVE出版）、『若杉ばあちゃんの食養相談室～食い改めのススメ～』『若杉ばあちゃんの伝えたい食養料理』『若杉友子の毒消し料理』（すべてPARCO出版）などがある。
http://www.wakasugiba-chan.com

撮影／寺澤太郎
スタイリング／中里真理子
イラスト／フジマツミキ
ブックデザイン／吉度天晴
編集／吉度ちはる

編集協力／若杉典加、白倉直子
料理製作アシスタント／若杉典加、齊藤志保

若杉ばあちゃんのよもぎの力

発行日　2018年2月26日　第1刷
　　　　2024年11月8日　第7刷
著者　　若杉友子
発行人　小林大介
編集　　堀江由美
発行所　PARCO出版
　　　　株式会社パルコ
　　　　東京都渋谷区宇田川町 15-1
　　　　https://publishing.parco.jp
印刷・製本　TOPPANクロレ株式会社

© 2018　TOMOKO WAKASUGI
© 2018　PARCO CO.,LTD.

無断転載禁止

ISBN978-4-86506-254-0 C2077
Printed in Japan

免責事項
本書のレシピについては、万全を期しておりますが、万が一、やけどやけがが、機器の破損・損害などが生じた場合でも、著者および発行所は一切の責任を負いません。

落丁本・乱丁本は購入書店名を明記のうえ、小社編集部あてにお送りください。送料小社負担にてお取り替え致します。
〒150-0045 東京都渋谷区神泉町 8-16 渋谷ファーストプレイス
パルコ出版 編集部